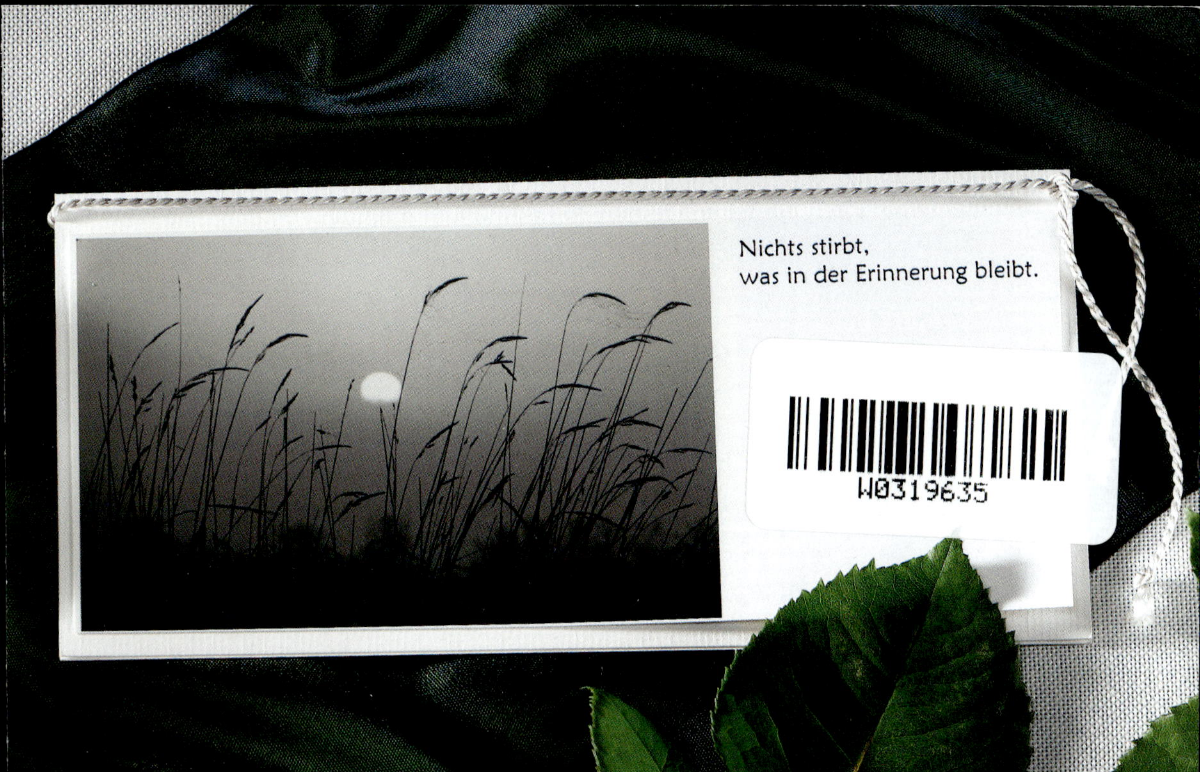

Der Verlust eines geliebten Menschen ist für die Hinterbliebenen schwer zu verkraften und zu ertragen. Trost spendet in dieser schwierigen Zeit das Gefühl, mit der Trauer nicht alleine zu sein und viele Menschen um sich zu haben, die ihre Anteilnahme ausdrücken und an den Verstorbenen denken.

Wer sein Mitgefühl auf ganz persönliche Art und Weise mitteilen möchte, kann eine individuelle Karte selbst gestalten. Und da es vielen schwerfällt, beim Kondolieren die richtigen Worte zu finden, haben wir im Buch und auf der CD eine Auswahl an passenden Formulierungen, Gedichten und Versen zusammengestellt.

Dank der Vorlagen auf CD sind alle Karten einfach nachzuarbeiten und lassen sich zudem noch individuell abwandeln. So wird es Ihnen sicher gelingen, Ihr Mitgefühl und Ihre Anteilnahme mit einer ganz persönlichen Karte zu vermitteln.

Ihre

Heidrun Röhr

Zitate

Herr, Dir in die Hände
sei Anfang und Ende,
sei alles gelegt.
Eduard Mörike

Du bist nicht tot,
Du wechselst nur die Räume.
Du lebst in uns und
gehst durch unsere Träume.
Michelangelo

Der Mensch lebt und
besteht nur eine kleine Zeit;
und alle Welt vergeht
mit ihrer Herrlichkeit.
Es ist nur einer ewig
und an allen Enden,
und wir in seinen Händen.
Matthias Claudius

Wer im Gedächtnis seiner Lieben lebt,
der ist nicht tot, der ist nur fern;
tot ist nur, wer vergessen wird.
Immanuel Kant

Die Liebe ist stärker als der Tod
und die Schrecken des Todes.
Allein die Liebe erhält
und bewegt unser Leben.
Iwan Turgenjew

Der Tod ist das Tor zum Licht
am Ende eines mühsam gewordenen
Weges.
Franz von Assisi

Vom Stoff sind wir,
aus dem die Träume sind,
und unser kleines Leben
ist vom Schlaf umgeben.
William Shakespeare

Sprüche

Erinnerungen sind kleine Sterne,
die tröstend in das Dunkel unserer
Trauer leuchten.

Der Tod ist nicht das Ende,
nicht die Vergänglichkeit,
der Tod ist nur die Wende,
Beginn der Ewigkeit.

Alles hat seine Zeit.
Es gibt eine Zeit der Freude
und eine Zeit der Stille,
eine Zeit des Schmerzes
und der Trauer
und eine Zeit der dankbaren
Erinnerung.

Eine Stimme, die uns vertraut war,
schweigt.
Ein Mensch, der immer für uns da war,
ist nicht mehr.
Er fehlt uns.
Was bleibt, sind dankbare Erinne-
rungen,
die uns niemand nehmen kann.

Das Schönste, was ein Mensch hinter-
lassen kann,
ist ein Lächeln im Gesicht derjenigen,
die an ihn denken.

... und immer sind da Spuren
Deines Lebens,
Bilder, Augenblicke und Gefühle,
die uns an Dich erinnern
und uns glauben lassen,
dass Du bei uns bist.

Das kostbarste Vermächtnis eines
Menschen ist die Spur,
die seine Liebe in unseren Herzen
zurückgelassen hat.

Aus der Bibel

Fürchte dich nicht,
denn ich habe dich erlöst!
Ich habe dich bei deinem
Namen gerufen,
du bist mein.
Jesaja 43,1

Jesus spricht: denn ich lebe,
und ihr sollt auch leben.
Johannes 14,19

Ich bin die Auferstehung
und das Leben.
Wer an mich glaubt, der wird leben,
auch wenn er stirbt.
Johannes 11,25

Christus spricht:
Ich bin das Licht der Welt.
Wer mir nachfolgt, wird nicht
in der Finsternis bleiben,
sondern wird das Licht des
Lebens haben.
Johannes 8,12

Alles im Leben hat seine Zeit,
jedes Ding hat seine Stunde
unter dem Himmel.
Für das Geborenwerden gibt es
eine Zeit
und eine Zeit für das Sterben.
Kohelet

Haltet mich nicht auf, denn der Herr
hat Gnade zu meiner Reise gegeben.
Lasst mich, dass ich zu meinem Herren
ziehe.
1. Moses 24,56

Hinweis: Weitere Sprüche und Gedichte finden Sie auf der beiliegenden CD.

Persönliche Worte bieten den Hinterbliebenen Trost

Warten Sie nicht mit dem Abfassen Ihres Beileidsschreibens. Der beste Zeitpunkt ist direkt, nachdem Sie vom Tod erfahren haben.
Das Wort „Kondolieren“ bedeutet übersetzt „mit jemandem mitfühlen“, also haben Sie keine Angst vor persönlichen Worten. Drücken Sie Ihre eigene Betroffenheit aus, vermitteln Sie Anteilnahme und würdigen Sie den Verstorbenen. Sie können dabei auf vergangene gemeinsame Erlebnisse eingehen. Achten Sie darauf, dass Sie sich einfach und in Ihrer natürlichen Sprache ausdrücken, vermeiden Sie formelhafte Floskeln oder schwülstige Wendungen. Wenn Sie mit Ihrem Schreiben Ihre Gefühle zum Ausdruck bringen, werden Sie dem Empfänger zeigen, wie sehr der Verstorbene auch von anderen Menschen geschätzt wurde. Ein solches Schreiben ist echte Anteilnahme.
Am stilvollsten für das Einlegeblatt ist schlichtes, aber hochwertiges weißes Papier, welches von Hand mit blauer oder schwarzer Tinte beschrieben wird. Sie können für jedes der hier verwendeten Kartenformate ein passendes Muster für das Einlegeblatt ausdrucken, falzen und ausschneiden (es ist immer 1 cm kleiner als die Doppelkarte).

Adressierung

„An das Trauerhaus“ gilt heute als veraltet. Adressieren Sie den Umschlag besser mit den Namen der Angehörigen. Benutzen Sie keinen Umschlag mit schwarzem Trauerrand.

Geldgaben

Wenn Sie mögen, können Sie einen Geldschein für Grabschmuck beilegen. Eine Alternative wäre ein Gutschein eines Blumenladens.

Einleitung

Nehmen Sie Bezug auf den Todesfall und schildern Sie Ihre eigenen Gefühle.

Liebe ... / Sehr geehrte Frau ... / Lieber Herr ...

- Aus der Zeitung habe ich vom Tod Ihrer Mutter erfahren. Das hat mich traurig gemacht.
- Wir möchten Ihnen unser herzliches Beileid zum Tod Ihres Mannes aussprechen.
- Gestern erzählte mir eine Freundin vom plötzlichen Unfalltod Ihres Sohnes. Ich kann mir vorstellen, was für ein Schock diese Nachricht für Sie war. Ich bin selbst bestürzt.
- Mit großer Betroffenheit haben wir vom Tod Ihres Vaters gehört.

Mittelteil

Das ist der Ort für Würdigung des Verstorbenen, persönliche Worte über gemeinsames Erleben, Anteilnahme.

- Auch wenn ich wenig tun kann, um Ihren Schmerz zu lindern, möchte ich Sie doch wissen lassen, wie sehr ich an Ihrer Trauer Anteil nehme.
- Mit Ihrer Frau ist ein ganz besonderer Mensch von uns gegangen.
- Wir mochten ihn sehr, seine freundliche, ruhige Art, und wir werden nicht vergessen, was er für uns getan hat.
- Ich denke immer gern daran, wie wir gemeinsam Urlaub gemacht haben ...

Abschließende Worte

Trost, Gedenken, evtl. Hilfsangebot, Gruß

- Wir wünschen Dir in dieser schweren Zeit viel Kraft, die Zeit der Trauer durchzustehen, aber auch den Mut, Dich immer wieder auf das Schöne zurückzubesinnen, das Du gemeinsam mit Deinem Mann erleben durftest.
- In tiefem Mitgefühl begleiten Sie unsere Gedanken in diesen schweren Tagen.
- Ich werde Ihren Mann immer als besonderen Menschen in Erinnerung behalten.

- In tiefer Verbundenheit
- Mit stillem Gruß
- Unser herzliches Beileid
- In Gedanken bin ich bei Dir

Schwarz-weiße Ornamentpapiere erhalten Sie in großer Auswahl im Fachhandel.

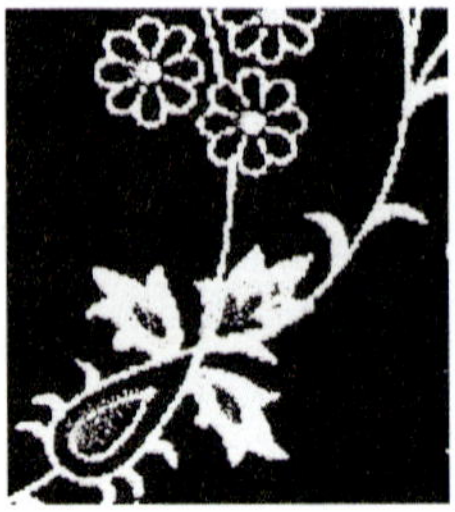

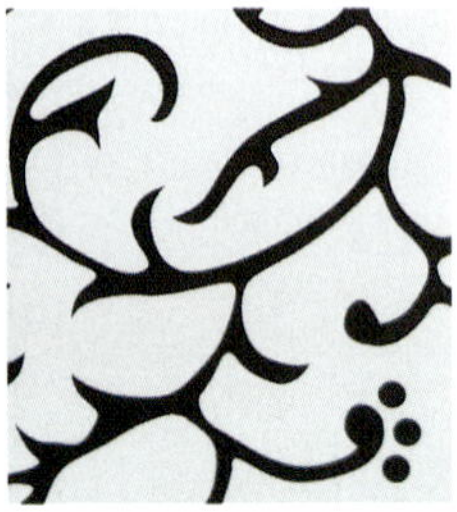

Schwarz-Weiß

mit Ornamenten

MATERIAL

TROSTWORT

* Doppelkarte in Schwarz, DIN lang
* Tonkarton „Ranken" in Schwarz-Weiß, 9 cm x 21 cm
* Tonkarton in Schwarz, 7 cm x 9 cm und ca. 5 cm x 5 cm (für Kreuz)
* Papier in Weiß, A4
* Motivstanzer „Kreuz", 2,5 cm hoch
* Halbperle in Weiß gefrostet, ø 5 mm
* Organzaband in Schwarz, 2,5 cm breit, 60 cm lang

ANTEILNAHME

* Doppelkarte in Schwarz, B6
* Spiegelkarton in Silber, 10,5 cm x 15,5 cm und 10,5 cm x 4 cm
* Papier „Ranken" in Schwarz-Weiß mit Glitter, 9,5 cm x 11 cm
* Klebeschrift in Silber „Aufrichtige Anteilnahme", 2 cm x 5,5 cm
* Deko-Kreuz in Silber, 3 cm x 4,5 cm
* Satinband in Schwarz, 2,5 cm breit, 12 cm lang und 3 mm breit, 50 cm lang

Trostwort

1 Den Text auf weißes Papier drucken und zuschneiden. Dann das Rechteck aus dem gemusterten Tonkarton und das Rechteck aus dem schwarzen Tonkarton ausschneiden. Anschließend die drei Papiere übereinanderkleben, falls nötig, können die seitlichen Ränder nachgeschnitten werden. Kleben Sie dann alles auf die Karte.

2 Aus schwarzem Tonkarton das Kreuz ausstanzen und zusammen mit der Halbperle aufkleben. Nun kann die Karte mit einer Schleife aus Organzaband verschlossen werden.

Anteilnahme

1 Die Rechtecke aus Spiegelkarton und Ornamentpapier ausschneiden (evtl. Mustervorlagen ausdrucken). Das Ornamentpapier auf den großen Spiegelkarton kleben. Das breite Satinband mittig auf das kleine Rechteck aus Silberkarton legen, beide Enden nach hinten umklappen und dort verkleben. Den Klebeschriftzug aufsetzen, dann das kleine Rechteck und das Kreuz aufkleben.

2 Zum Schluss legen Sie das schmale Satinband um die Karte und fixieren es mit einem Knoten.

Unser Tipp für Sie

Selber machen Das gekaufte Deko-Kreuz können Sie ersetzen durch ein selbst ausgeschnittenes; in den Mustervorlagen auf der CD ist ein passendes Kreuz enthalten!

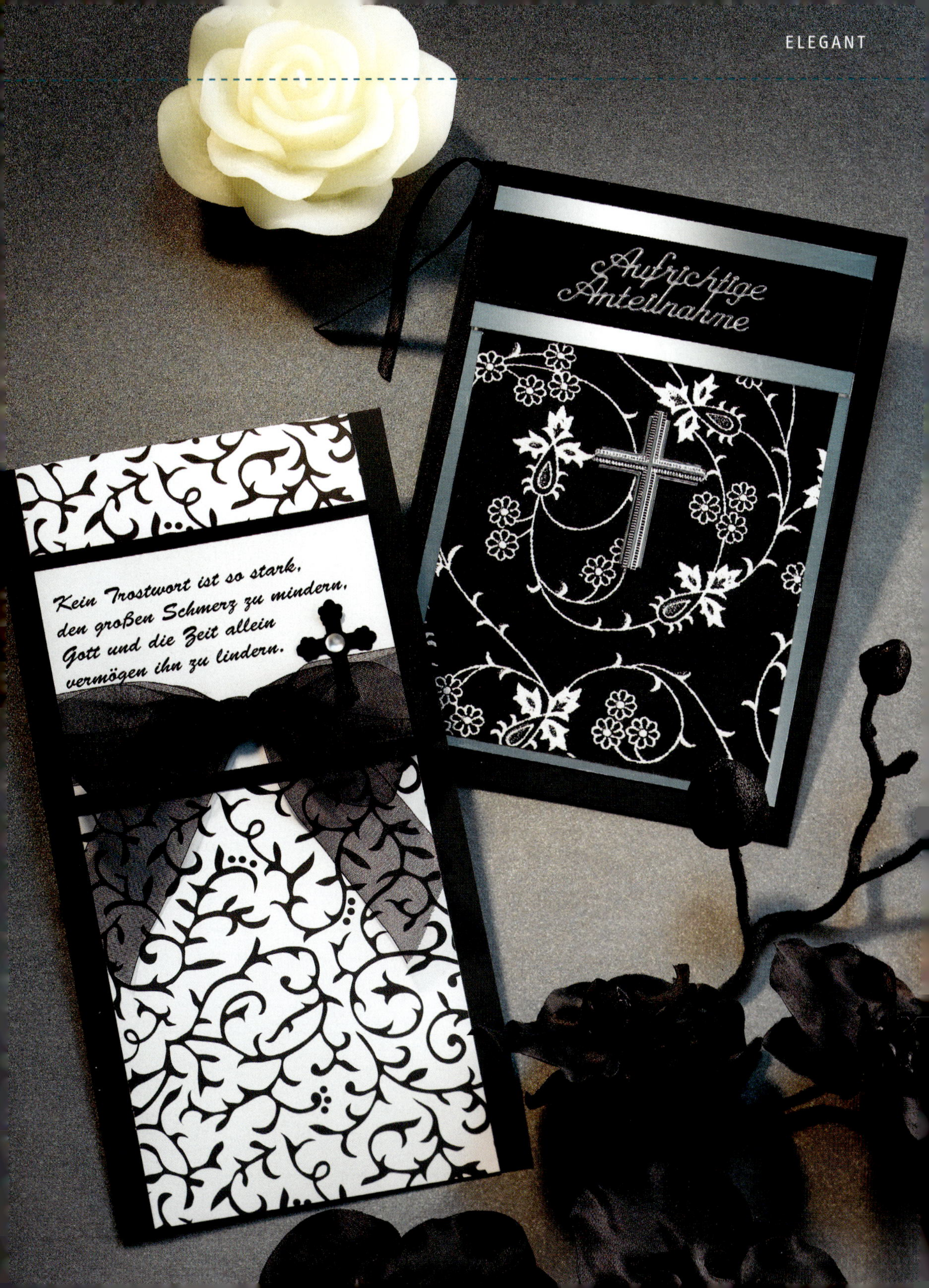
Aufrichtige Anteilnahme
Kein Trostwort ist so stark,
den großen Schmerz zu mindern,
Gott und die Zeit allein
vermögen ihn zu lindern.

Blüten

kleiner Aufwand – große Wirkung

MATERIAL

ERIKA

* Doppelkarte in Flieder, DIN lang
* Foto-Glanzpapier, 10 cm x 15 cm
* Textilborte in Schwarz, 8 mm breit, 2 x 10,5 cm lang

DREI EINZELBLÜTEN

* Doppelkarte in Aubergine, extraglatt, B6
* Tonpapier oder Briefbogen in Flieder, A4
* Motivstanzer „Gänseblümchen", 2,5 cm lang
* Motivschere „Zierwelle"
* Organzaband in Lavendel, 4 cm breit, 12 cm lang
* Kordel in Lavendel, ø 2 mm, 50 cm lang
* 3 Acryl-Halbperlen in Rosé gefrostet, ø 5 mm

Erika

1 Drucken Sie den Text direkt auf die Karte. Dazu die Karte aufgeklappt in den Drucker einlegen, mit dem Falzrücken nach oben und senkrecht. Das Foto wird auf dem Fotopapier ausgedruckt, auf ca. 9 cm x 12,5 cm zurechtgeschnitten und dann entsprechend der Abbildung auf die Karte geklebt.

2 Die Textilborte kleben Sie zum Schluss mit ca. 5 mm Abstand rechts und links neben das Foto.

Drei Einzelblüten

1 Den Text und den Zierstreifen auf das fliederfarbene Papier drucken. Den Textblock ausschneiden und zusammen mit dem Organzaband mit Glue-Roller auf die Karte kleben.

2 Anschließend die drei Blüten ausstanzen und Zierstreifen auf eine Breite von 1,5 cm mit der Motivschere zuschneiden. Kleben Sie nun alle Teile auf, die Halbperlen werden auf die Blüten geklebt. Zum Schluss die Karte mit der Kordel verschließen.

„Wie sind wir zu diesem Foto gekommen?"

Das Foto zeigt einen kleinen Erika-Blütenstand in starker Makro-Vergrößerung. Unser Sohn Jochen hat es fotografiert, und es hat uns sofort gefallen, die winzigen Blüten mit ihren leuchtenden Farben an der immergrünen Pflanze ...

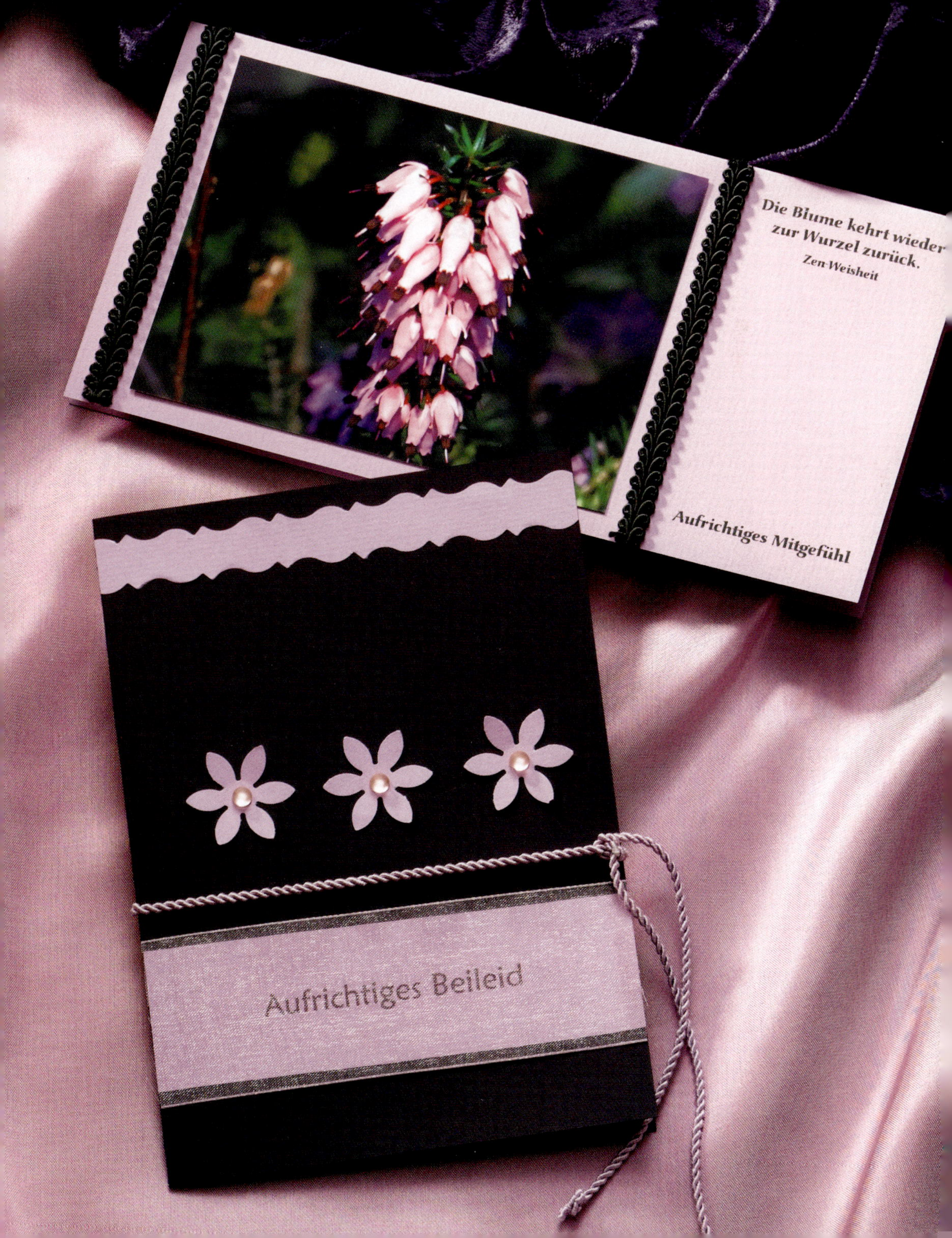
Die Blume kehrt wieder
zur Wurzel zurück.
Zen-Weisheit
Aufrichtiges Mitgefühl
Aufrichtiges Beileid

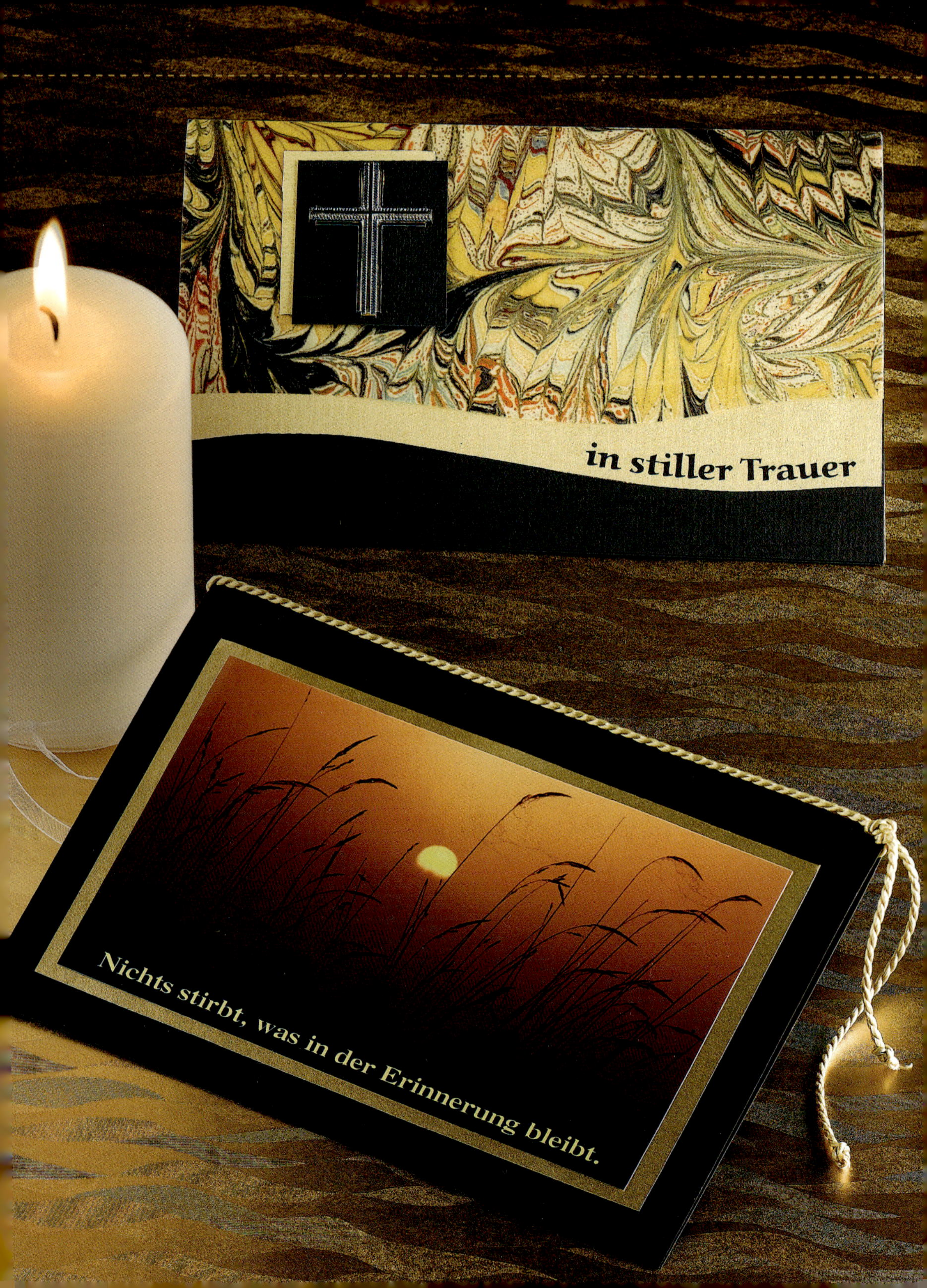

in stiller Trauer
Nichts stirbt, was in der Erinnerung bleibt.

Sanfte Farbtöne

schlicht, aber stimmungsvoll

MATERIAL

KREUZ

* Doppelkarte in Schwarz, B6
* Tonpapier oder Briefbogen in Gold, A4
* Tonpapier oder Briefbogen in Schwarz, A4
* marmoriertes Transparentpapier in Schwarz, A4
* Deko-Kreuz in Gold, 3 cm x 4,5 cm

SONNENUNTERGANG

* Doppelkarte in Schwarz, B6
* Tonpapier oder Briefbogen in Gold, A4
* Foto-Glanzpapier, 10 cm x 15 cm
* Kordel in Gold, matt, ø 2 mm, 50 cm lang

EINFARBIGE VARIANTE

* Doppelkarte in Weiß, DIN lang
* Foto-Glanzpapier, A5 quer oder A4
* Kordel in Silbergrau, ø 2 mm, 60 cm lang

Kreuz

1 Drucken Sie den Schriftzug auf das goldfarbene Papier, ebenso den Umriss für das Rechteck (3,5 cm x 4,8 cm). Auch auf das marmorierte Papier wird die Vorlage gedruckt.

2 Das kleine Rechteck ausschneiden. Die beiden Papiere zunächst an der aufgedruckten Markierung falzen, danach können sie zurechtgeschnitten werden.

3 Das Goldpapier und das Transparentpapier auf die zusammengeklappte Karte kleben, hierfür unbedingt einen Glue-Roller (oder doppelseitiges Klebeband) verwenden, damit die Papiere sich nicht wellen.

4 Den Umriss des Rechtecks auf schwarzes Papier drucken und ausschneiden. Die beiden kleinen Rechtecke versetzt übereinanderkleben, das Kreuz darauf anbringen.

Sonnenuntergang

1 Das Foto mit Beschriftung auf dem Fotopapier ausdrucken und zurechtschneiden. Das Rechteck (15 cm x 9,5 cm) aus dem goldenen Papier wird ebenfalls aufgedruckt und ausgeschnitten. Dann können Sie alles mit Glue-Roller auf die Karte kleben.

2 Zum Schluss wird die Kordel um die Karte gelegt und mit einem Knoten geschlossen.

Einfarbige Variante

Das Foto mit Text auf Fotopapier ausdrucken, zuschneiden und auf die Karte kleben. Dann die Kordel um die Karte legen, verknoten und an beiden Enden ebenfalls Knoten anbringen. Die überstehenden Enden abschneiden. Schon ist die Karte fertig.

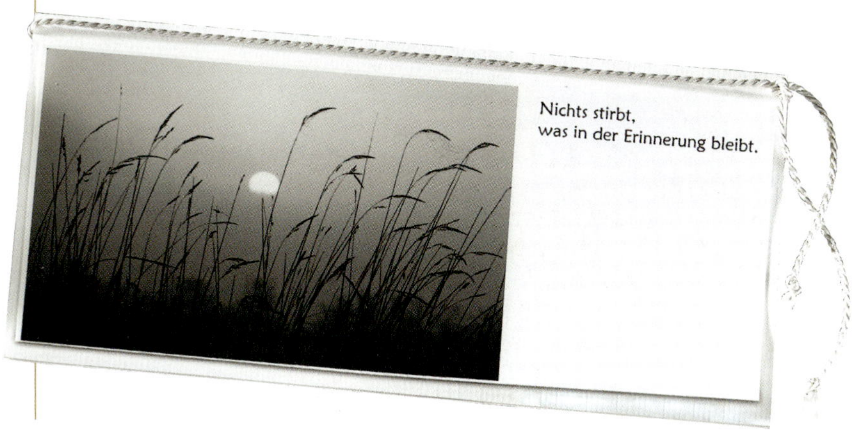

Stiefmütterchen

liebevoller Blumengruß

MATERIAL
MIT TRANSPARENT-PAPIER

* Doppelkarte in Silber, B6
* Strohseide in Schwarz, ca. 16 cm x 14 cm
* Crinkle-Papier in Silber, 12 cm x 8 cm
* Transparentpapier „Stiefmütterchen“, 12 cm x 7 cm
* Transparentpapier zum Bedrucken in Weiß, A4
* Satinband in Schwarz, 3 mm breit, 50 cm lang

MIT TROCKENBLUMEN

* Doppelkarte in Silber, B6
* Sizoflor (oder Faserband) in Silber, 8 cm x 17 cm
* Tonpapier oder Briefbogen in Anthrazit und Silber, A4
* Transparentpapier mit feinen Linien zum Bedrucken, A4
* 2 getrocknete Stiefmütterchen, ca. 5 cm hoch
* Satinband in Silber, 6 mm breit, 25 cm lang
* Motivschere „Relief“
* 4 Abstandsklebepads

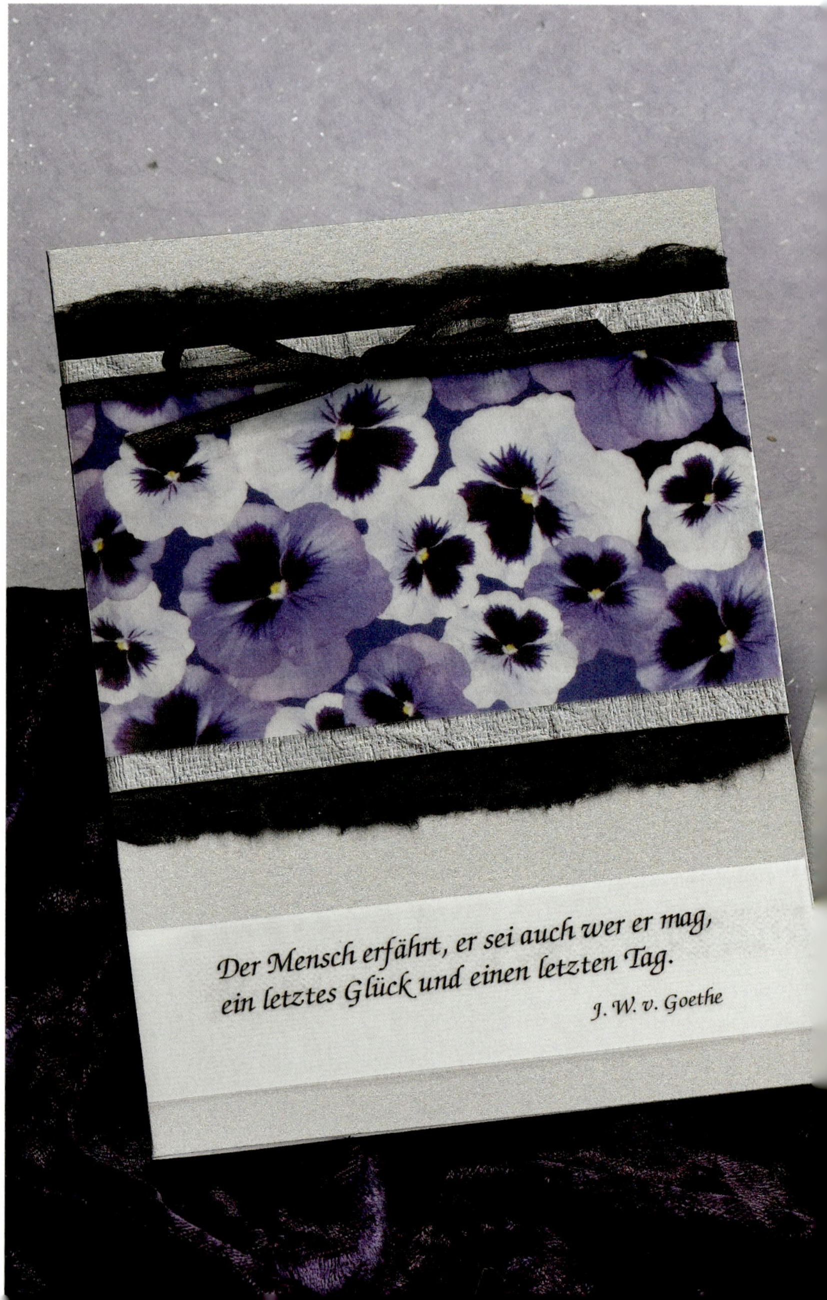
Der Mensch erfährt, er sei auch wer er mag,
ein letztes Glück und einen letzten Tag.
J. W. v. Goethe

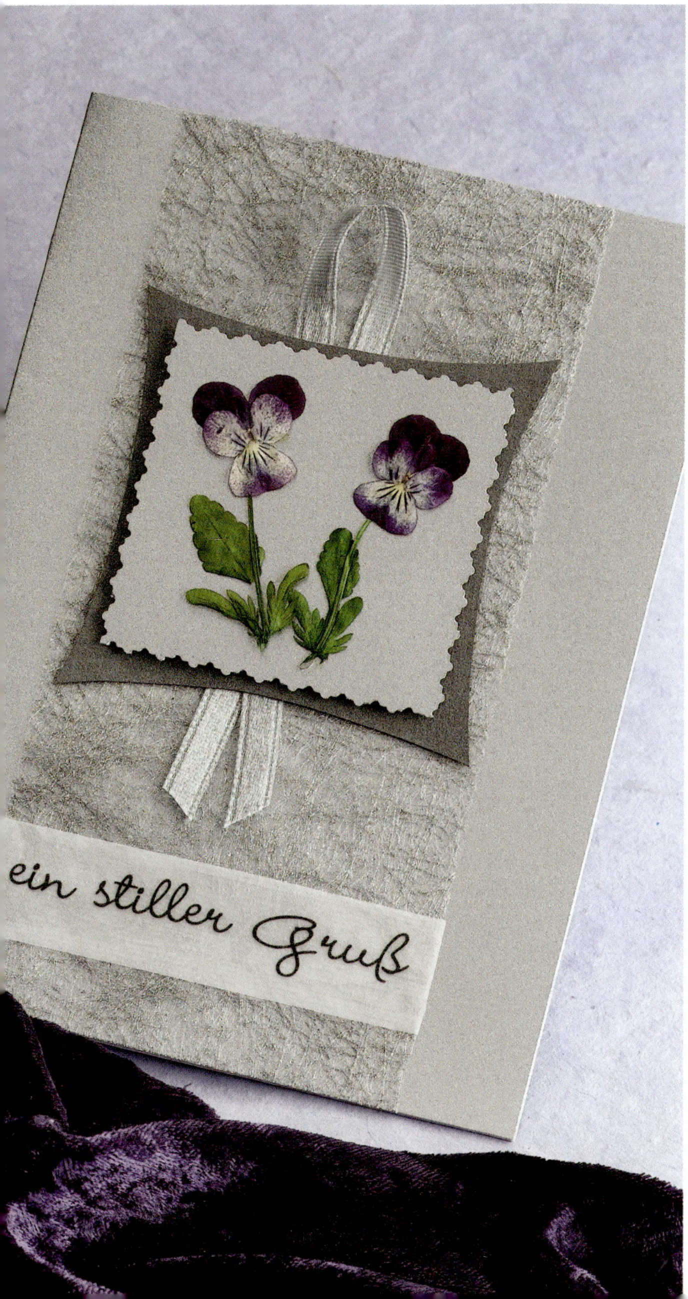

Mit Transparentpapier

1 Damit die Strohseide gut zur Geltung kommt, wird sie an den Kanten gerissen. Dazu ein Rechteck (12 cm x 10 cm) auf der Rückseite der Strohseide anzeichnen. Dann alle Kanten umfalzen, ein Lineal anlegen und den Überstand vorsichtig abreißen, eventuell verbleibende dickere Fasern können nachträglich abgeschnitten werden. Die beiden anderen Rechtecke ausschneiden.

2 Kleben Sie die drei Papiere übereinander, falls nötig werden die seitlichen Ränder nochmals nachgeschnitten. Dann wird alles entsprechend der Abbildung auf die Karte geklebt. Den Text auf das weiße Transparentpapier drucken, ausschneiden und mit Glue-Roller auf die Karte kleben. Nun noch das Satinband um die Karte legen und vorne zur Schleife binden.

Mit Trockenblumen

1 Das Faserband mit Glue-Roller mittig auf die Karte kleben. Die Vorlage mit der Kissenform auf das anthrazitfarbene Papier drucken und ausschneiden, das Quadrat auf das silberfarbene Papier drucken und mit der Motivschere ausschneiden.

2 Den Schriftzug auf Transparentpapier drucken, ausschneiden und aufkleben. Dann das Kissen gemeinsam mit dem Satinband auf die Karte kleben, das silberne Rechteck mit Abstandsklebepads fixieren, die Trockenblumen mit wenig Klebstoff aufsetzen.

Unser Tipp für Sie

Selber machen Setzen Sie anstelle der gekauften Trockenblumen kleine selbst gesammelte Blüten ein, die Sie dann selber trocknen und pressen.

Edles Gold

schlicht und dezent

Kreuz

1 Kleben Sie den Streifen aus Naturpapier mittig auf die Karte. Dann drucken Sie das Rechteck und den Streifen mit dem Schriftzug auf das Goldpapier und schneiden beides aus.

2 Das Kreuz wird entsprechend der Anleitung auf der Umschlagklappe auf schwarzem Karton angefertigt. Das um einige Zentimeter größere Papier schneiden Sie erst nach dem Embossen auf die endgültige Größe von 5,8 cm x 7,6 cm zu. Jetzt werden alle Teile mit Glue-Roller aufgeklebt. Zum Schluss legen Sie die Goldkordel zweifach um die Karte und fixieren sie mit einem Doppelknoten.

Unser Tipp für Sie

Leuchtkraft Damit das Gold auf dem schwarzen Untergrund besonders gut leuchtet, haben wir bei diesem Motiv ein Stempelkissen in Transparent und goldfarbenes Embossing-Pulver verwendet. Deswegen sollten Sie hier darauf achten, nach dem Aufstreuen alle „verirrten" Goldpulverkörnchen mit einem feinen weichen Pinsel zu entfernen! Nach dem Schmelzen ist das nicht mehr gut machbar.

Sonnenuntergang

1 Das Foto mit Schriftzug auf Fotopapier ausdrucken und zuschneiden.

2 Ein Rechteck (15 cm x 11 cm) auf der Rückseite der Strohseide anzeichnen, alle Kanten umfalzen, das Lineal an jede Kante anlegen und den Überstand abreißen. Sollten noch dickere Fasern überstehen, können Sie diese mit einer Schere abschneiden.

3 Die Strohseide und das Foto mit dem Glue-Roller auf die Karte kleben. Zum Schluss die Kordel um die Karte legen, mit einer Schleife fixieren, die Enden mit je einem Knoten sichern und dann abschneiden.

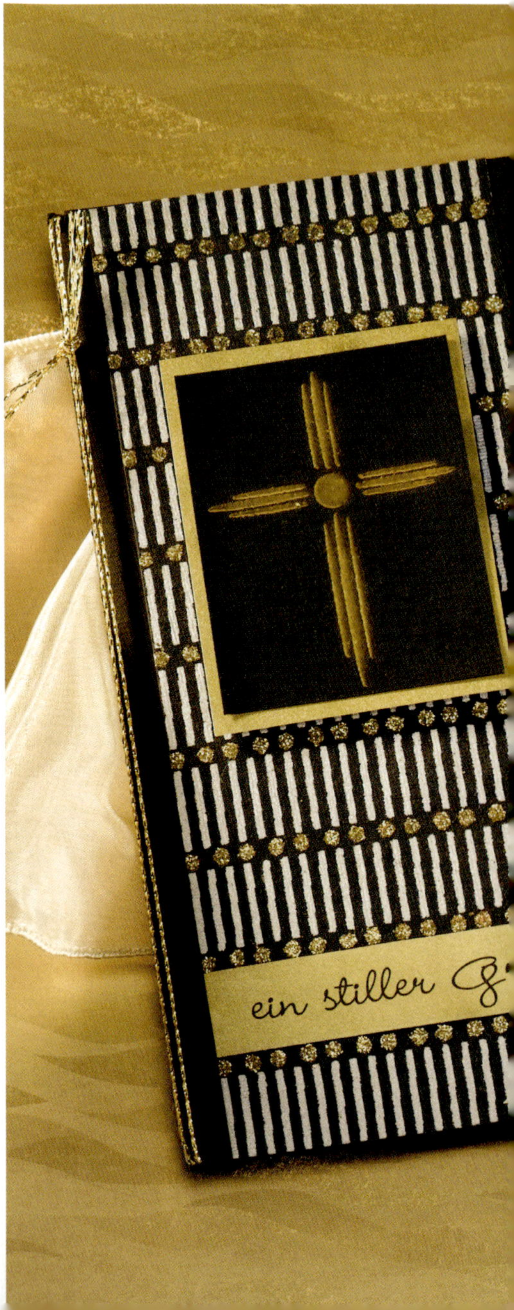

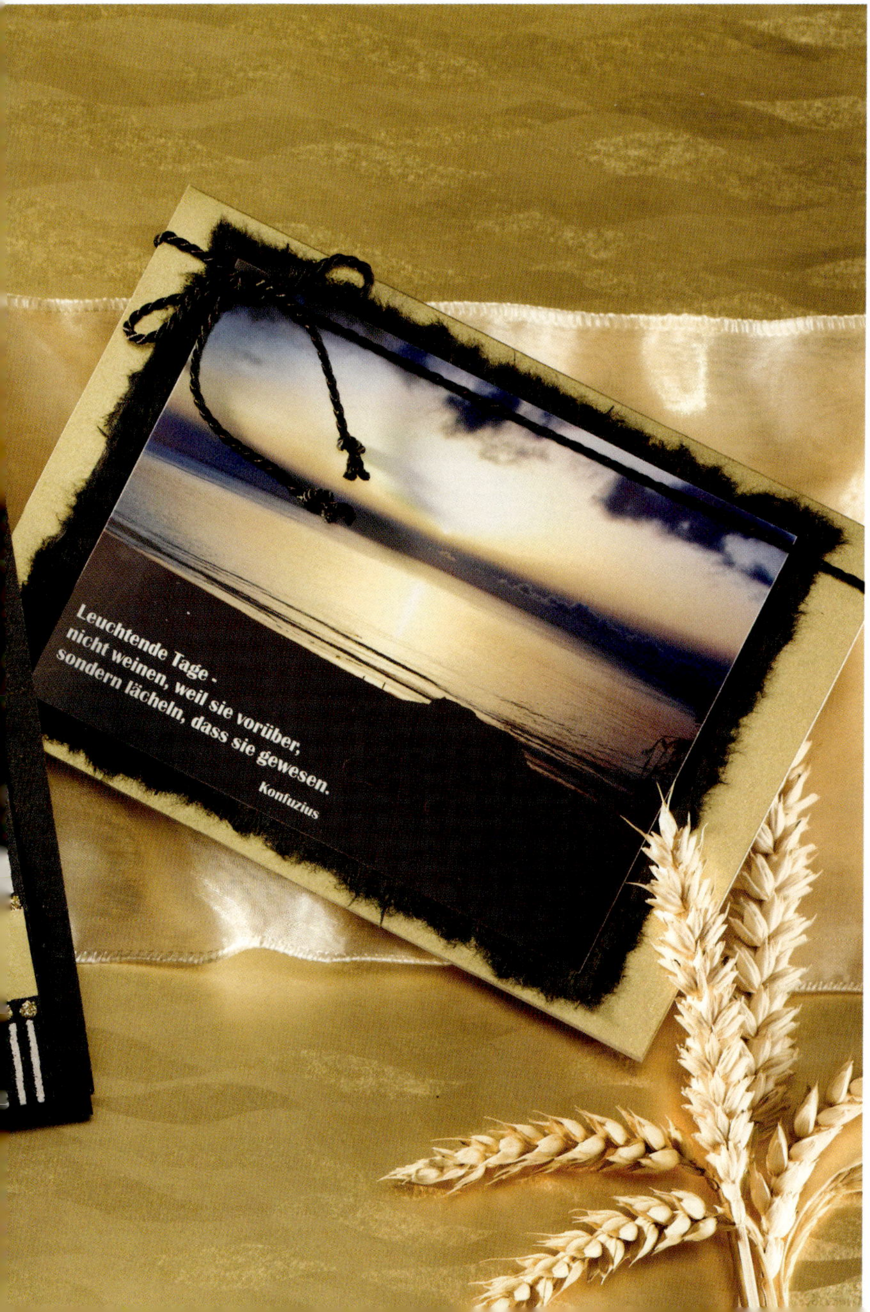
Leuchtende Tage -
nicht weinen, weil sie vorüber,
sondern lächeln, dass sie gewesen.
Konfuzius

MATERIAL KREUZ

* Doppelkarte in Schwarz, DIN lang
* Naturpapier in Schwarz mit Muster in Silber und Gold, 8,6 cm x 21 cm
* Briefbogen oder Tonpapier in Gold, A4
* Tonkarton in Schwarz, ca. 10 cm x 10 cm
* Stempel „Kreuz", 5,5 cm x 7 cm
* Embossing-Stempelkissen in Transparent
* Embossing-Pulver in Gold
* Goldkordel, ø 1 mm, 90 cm lang

SONNEN-UNTERGANG

* Doppelkarte in Gold, B6
* Strohseide in Schwarz, ca. 20 cm x 15 cm
* Foto-Glanzpapier, 10 cm x 15 cm
* Kordel in Schwarz, ø 2 mm, 60 cm lang

Warme Herbsttöne

Farben aus der Natur

MATERIAL BLÄTTER MIT SCHLEIFE

* Tonkarton in Creme metallic, A4
* Tonpapier in Dunkelbraun, A4
* Taftband in Dunkelbraun, 1 cm breit, 20 cm lang
* Kupferdraht, ø 0,3 mm
* 2 Skelettblätter in Kupfer, ca. 7 cm x 3 cm

AHORNBLATT

* Doppelkarte in Creme, DIN lang
* Strohseide in Creme, A4 (zum Bedrucken geeignet)
* Tonpapier in Dunkelbraun, ca. 10 cm x 10 cm
* Taftband in Dunkelbraun, 1 cm breit, 30 cm lang
* Motivstanzer „Ahornblatt", 5 cm lang
* Motivstanzer „Ahornblatt", 1,6 cm lang

Blätter mit Schleife

1 Die Vorlage mit dem Kartenumriss auf den Tonkarton drucken, falzen und ausschneiden. Den Text auf das dunkelbraune Tonpapier drucken und ausschneiden.

2 Die beiden Blätter mit einem Stück Kupferdraht zusammenbinden. Das Band legen Sie zu einer Schleife und fixieren diese mit überstehendem Draht. Das dunkelbraune Textfeld kleben Sie auf und schieben dabei die Stiele der Blätter und die Drahtenden unter das Papier.

Ahornblatt

1 Zunächst die Karte auf eine Breite von 8 cm zuschneiden (geöffnet: 16 cm breit, 21 cm hoch).

2 Die Strohseide mit dem Text bedrucken und ausschneiden. Die Blätter ausstanzen, dann alle Teile mit Glue-Roller auf die Karte kleben.

3 Zum Schluss die Karte mit dem Taftband verschließen.

Unser Tipp für Sie

Mit Fertigkarte Sie können für die linke Karte auch eine Fertigkarte im Format DIN lang benutzen und diese auf eine Breite von 8 cm zuschneiden. Dann erstellen Sie sich von der Kartenumriss-Vorlage eine Schablone und schneiden mit deren Hilfe den oberen Rand zu.

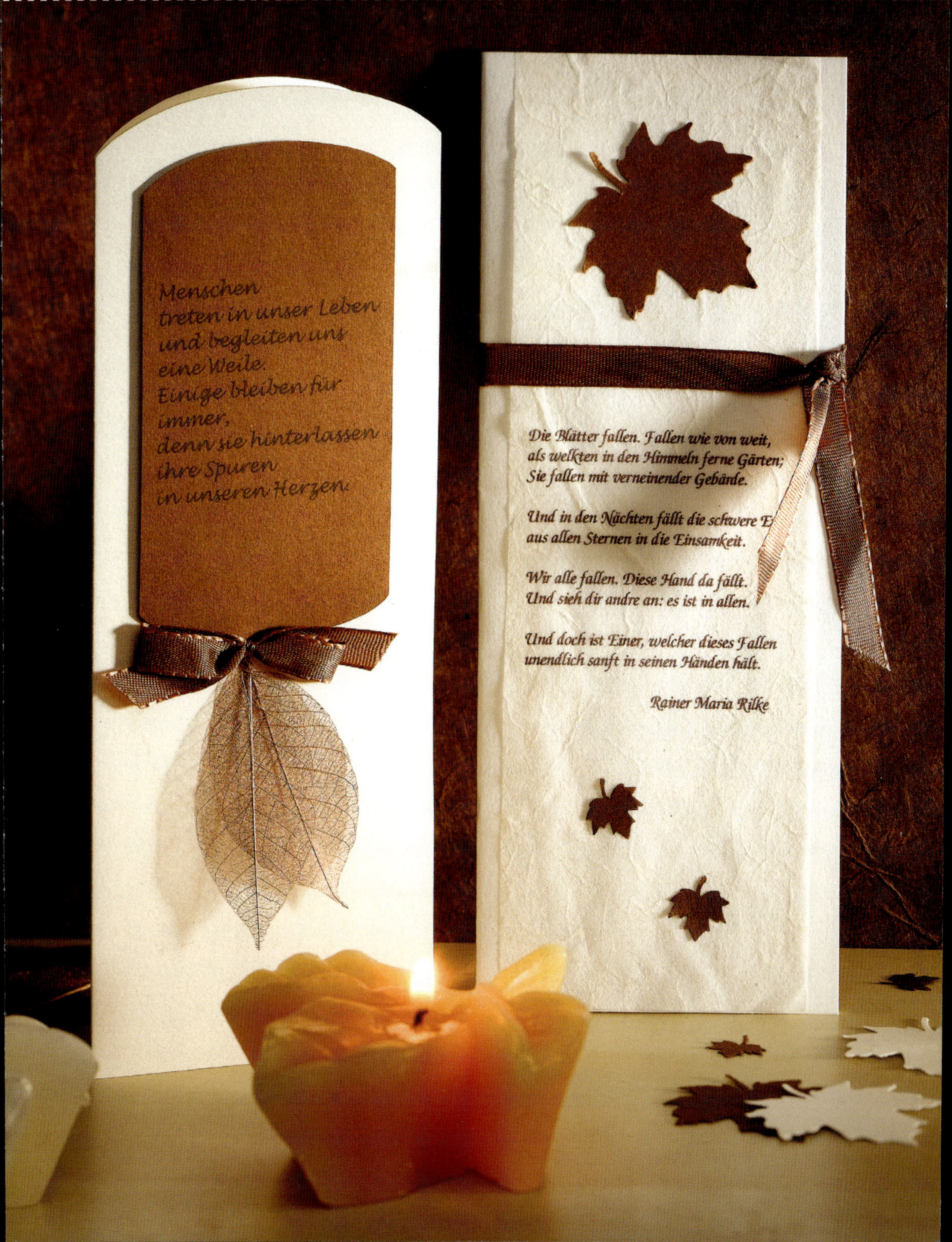
Menschen
treten in unser Leben
und begleiten uns
eine Weile.
Einige bleiben für
immer,
denn sie hinterlassen
ihre Spuren
in unseren Herzen.
Die Blätter fallen. Fallen wie von weit,
als welkten in den Himmeln ferne Gärten;
Sie fallen mit verneinender Gebärde.
Und in den Nächten fällt die schwere E
aus allen Sternen in die Einsamkeit.
Wir alle fallen. Diese Hand da fällt.
Und sieh dir andre an: es ist in allen.
Und doch ist Einer, welcher dieses Fallen
unendlich sanft in seinen Händen hält.
Rainer Maria Rilke

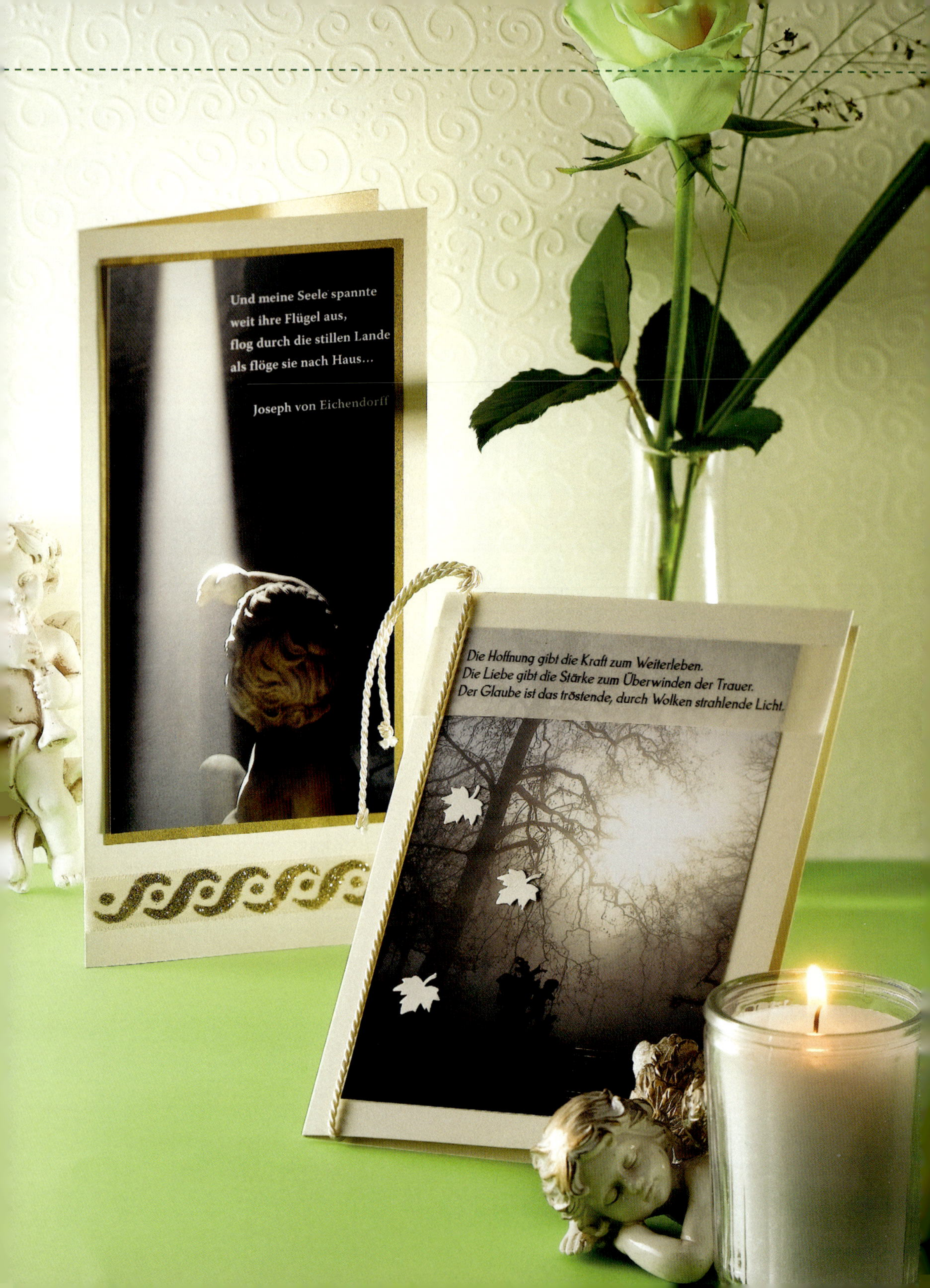
Und meine Seele spannte
weit ihre Flügel aus,
flog durch die stillen Lande
als flöge sie nach Haus...
Joseph von Eichendorff
Die Hoffnung gibt die Kraft zum Weiterleben.
Die Liebe gibt die Stärke zum Überwinden der Trauer.
Der Glaube ist das tröstende, durch Wolken strahlende Licht.

Dem Himmel zugewandt

wunderschöne Engel

MATERIAL
PUTTE IM LICHTSTRAHL

* Doppelkarte in Creme metallic, DIN lang
* Briefbogen oder Tonpapier in Gold, A4
* Foto-Glanzpapier, 10 cm x 15 cm
* Satinband in Creme, 1,5 cm breit, 15 cm lang
* selbsthaftende Schablone für Bordüre, 2 cm breit
* Glitter fein in Gold
* Glitter-Kleber für Textilien
* Prospekthülle
* Klebefilm
* Borstenpinsel

ENGEL AM TOR

* Doppelkarte in Creme metallic, B6
* Foto-Glanzpapier, 10 cm x 15 cm
* Transparentpapier in Creme, A4
* Tonpapierrest in Creme
* Motivstanzer „Ahornblatt", 1,6 cm lang
* Kordel in Creme, ø 2 mm, 50 cm lang

Putte im Lichtstrahl

1 Auf einer Unterlage (z. B. Prospekthülle) das Satinband an den Enden mit Klebefilm fixieren, dann die Schablone mittig aufsetzen und fest andrücken, damit kein Kleber unter die Ränder läuft. Den Glitter-Kleber satt auftragen, die Schablone vorsichtig abziehen, reichlich Glitter aufstreuen und einige Stunden trocknen lassen. Danach das überschüssige Pulver abschütteln und die Reste mit einem kleinen Borstenpinsel entfernen, evtl. noch nachbessern (ohne Schablone): Kleber mit feinem Pinsel auftupfen und Glitter nachstreuen.

2 Das Rechteck auf dem Goldpapier ausdrucken und ausschneiden, das Foto auf Fotopapier drucken und ausschneiden. Dann alle Teile mit Glue-Roller auf die Karte kleben.

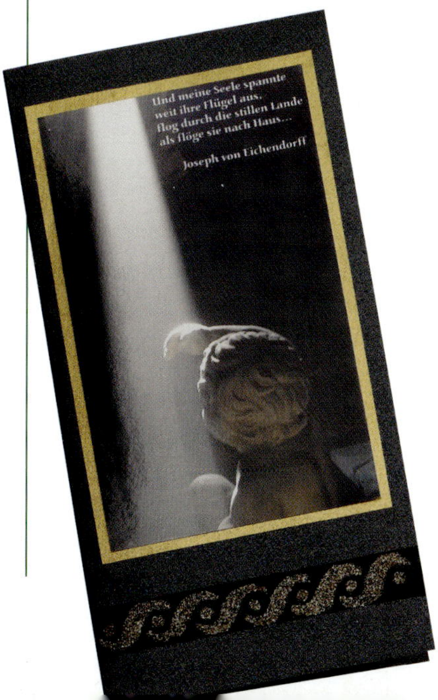

Variante in Schwarz

Statt einer cremefarbenen Karte wurde hierfür eine Karte in Schwarz-metallic verwendet. Auch das Satinband ist schwarz.

Engel am Tor

1 Das Foto auf Fotopapier und den Text auf Transparentpapier ausdrucken und zuschneiden. Die Ahornblätter aus dem Tonpapier ausstanzen, dabei beim Stanzen ein Blatt Papier unter das Tonpapier legen, da sonst die feinen Stiele des Blatts abreißen können. Danach alle Teile mit Glue-Roller auf die Karte kleben. Bitte achten Sie darauf, das Transparentpapier nur rechts und links neben dem Foto mit Klebstoff zu versehen.

2 Zum Schluss die Kordel in die Karte legen und verknoten, zusätzlich Knoten an beiden Enden anbringen und die Kordelenden abschneiden.

„Wie sind wir zu diesen Fotos gekommen?"

Beide Bilder hat unser Sohn Uwe am Schloss Monrepos in Ludwigsburg fotografiert. Wir wollten sie unbedingt in dieses Buch mit aufnehmen, da sie als stimmungsvolle Fotos genau zur Thematik passen.

Stille Anteilnahme

in dezentem Grau

MATERIAL

BLÜTEN

* Doppelkarte in Dunkelgrau, DIN lang
* Transparentpapier „Ranken“ in Weiß, A4
* Kartonrest in Hellgrau
* Motivstanzer „Blüte“, ø 5 cm
* 3 Acryl-Halbperlen in Weiß irisierend, ø 6 mm
* Kordel in Dunkelgrau, ø 2 mm, 60 cm lang

KREUZ

* Doppelkarte in Hellgrau, B6
* Transparentpapier „Rosen“ in Grau, A4
* Tonkartonrest in Silber
* Stempel „Kreuz“, 3,5 cm x 5,5 cm
* Embossing-Stempelkissen in Silber
* Embossing-Pulver in Transparent
* Satinkordel in Silber, ø 1 mm, 55 cm lang
* 4 Rocailles in Transparent gefrostet, ø 4 mm
* 4 Indianerperlen in Silber, ø 5 mm
* 4 Abstandsklebepads

Blüten

1 Zunächst den Text auf die Karte drucken. Die Vorlage für das Rechteck auf das weiße Transparentpapier drucken, an den Markierungen falzen und ausschneiden. Dann mit Glue-Roller auf die ebenfalls zusammengeklappte Karte kleben, dabei den Klebestreifen nur entlang des Falzes (unter der Kordel) auftragen.

2 Die drei Blüten stanzen Sie aus dem hellgrauen Karton aus, kleben sie auf und bringen dann noch die Halbperlen auf ihnen an. Zum Schluss die Kordel um die Karte legen und verknoten, Knoten an beiden Enden anbringen und die überstehenden Kordelenden abschneiden.

Kreuz

1 Den Umriss mit dem enthaltenen Text auf das Transparentpapier drucken, an den Markierungen falzen, ausschneiden und mit Glue-Roller auf der Vorderseite der Karte ankleben.

2 Dann das Kreuz nach der Anleitung auf der Umschlagklappe auf ein Stück Tonkarton in Silber stempeln und embossen, dann ausschneiden und mit Abstandsklebepads aufsetzen.

3 Zum Schluss noch die Satinkordel um die Karte legen und verknoten. Auf die Enden ziehen Sie als zusätzlichen Schmuck je vier Perlen auf und fixieren sie mit einem Knoten.

Unser Tipp für Sie

Selber machen Anstatt einen Motivstanzer zu benutzen, können Sie die Blüten auch selbst ausschneiden, z. B. aus einem farblich passenden Naturpapier. Vorlagen für eine Schablone finden Sie bei dem Motiv auf S. 24 (Glitzerblüte).

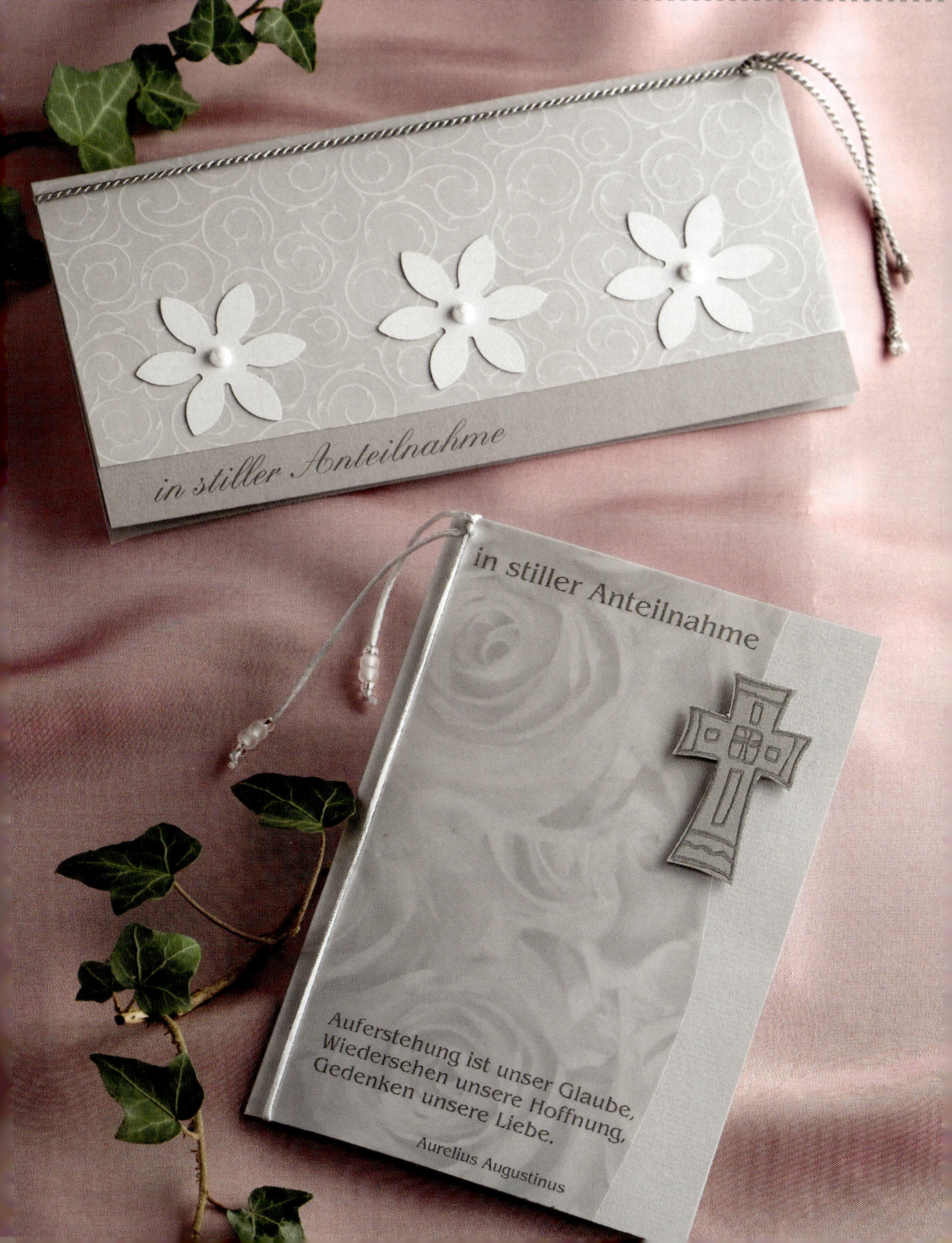
in stiller Anteilnahme
in stiller Anteilnahme
Auferstehung ist unser Glaube,
Wiedersehen unsere Hoffnung,
Gedenken unsere Liebe.
Aurelius Augustinus

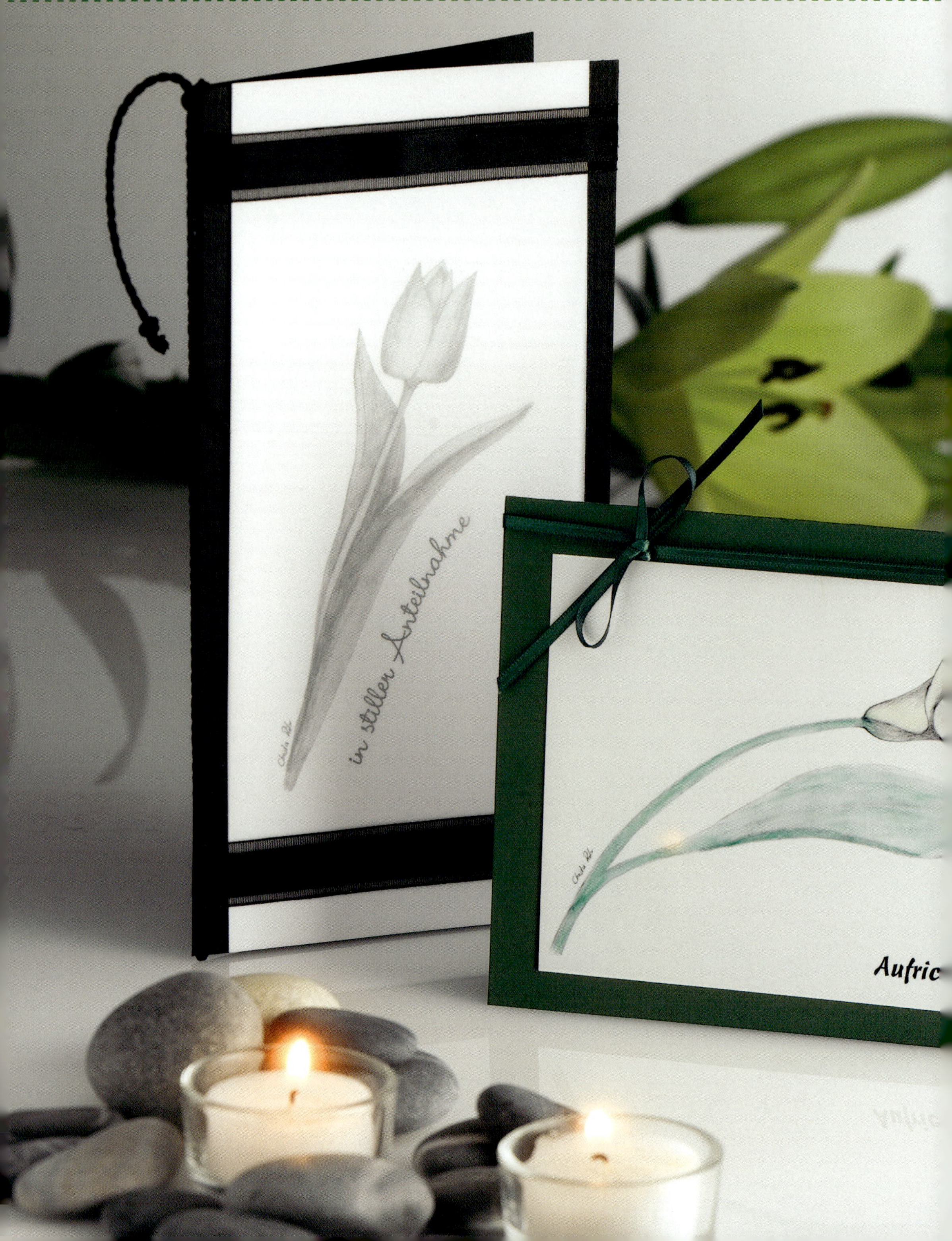
in stiller Anteilnahme
Aufric

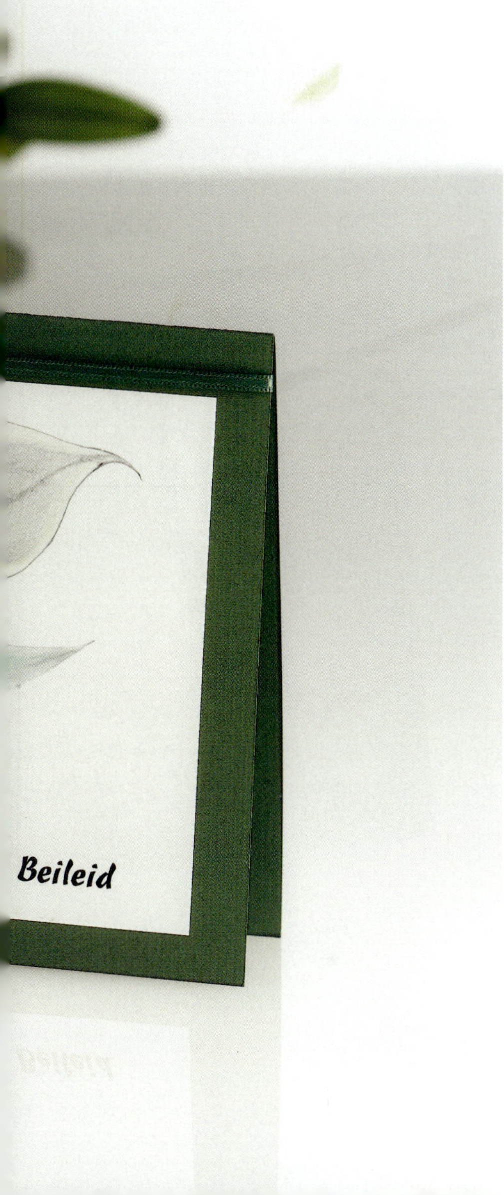

Tulpe und Calla

handgezeichnet

MATERIAL

TULPE

* Doppelkarte in Schwarz, DIN lang
* festes Papier in Weiß, A4, z. B. 120 g/m²
* Transparentpapier in Weiß, A4
* Organzaband in Schwarz, 1,5 cm breit, 2 x 11,5 cm lang
* Satinband in Schwarz, 1 cm breit, 2 x 11,5 cm lang
* Kordel in Schwarz, ø 2 mm, 55 cm lang

CALLA

* Doppelkarte in Dunkelgrün, B6
* Foto-Glanzpapier, 10 cm x 15 cm
* Satinband in Dunkelgrün, ø 3 mm, 60 cm lang

Tulpe

1 Die Tulpe mit dem Text auf das weiße Papier drucken und zurechtschneiden. Die Vorlage für das Rechteck auf das weiße Transparentpapier drucken, ausschneiden und mit Glue-Roller nur am oberen und unteren Rand ankleben. Falls nötig, sollten Sie die Ränder nachschneiden. Dann kann alles auf die Karte geklebt werden.

2 Das Organzaband oben und unten quer aufkleben, das Satinband mit Glue-Roller oder Klebstoff mittig darüber fixieren und die überstehenden Enden an den Seiten bündig abschneiden. Abschließend noch die Kordel um die Karte legen, verknoten und auch an den Enden Knoten anbringen. Zuletzt die überstehenden Kordelenden abschneiden.

Calla

Die Calla mit Text auf das Fotopapier drucken, ausschneiden und mit Glue-Roller auf die Karte kleben. Dann das Satinband um die Karte legen und zur Schleife binden.

„Danke ...

für die beiden schönen Zeichnungen an unsere Schwiegertochter Christa!

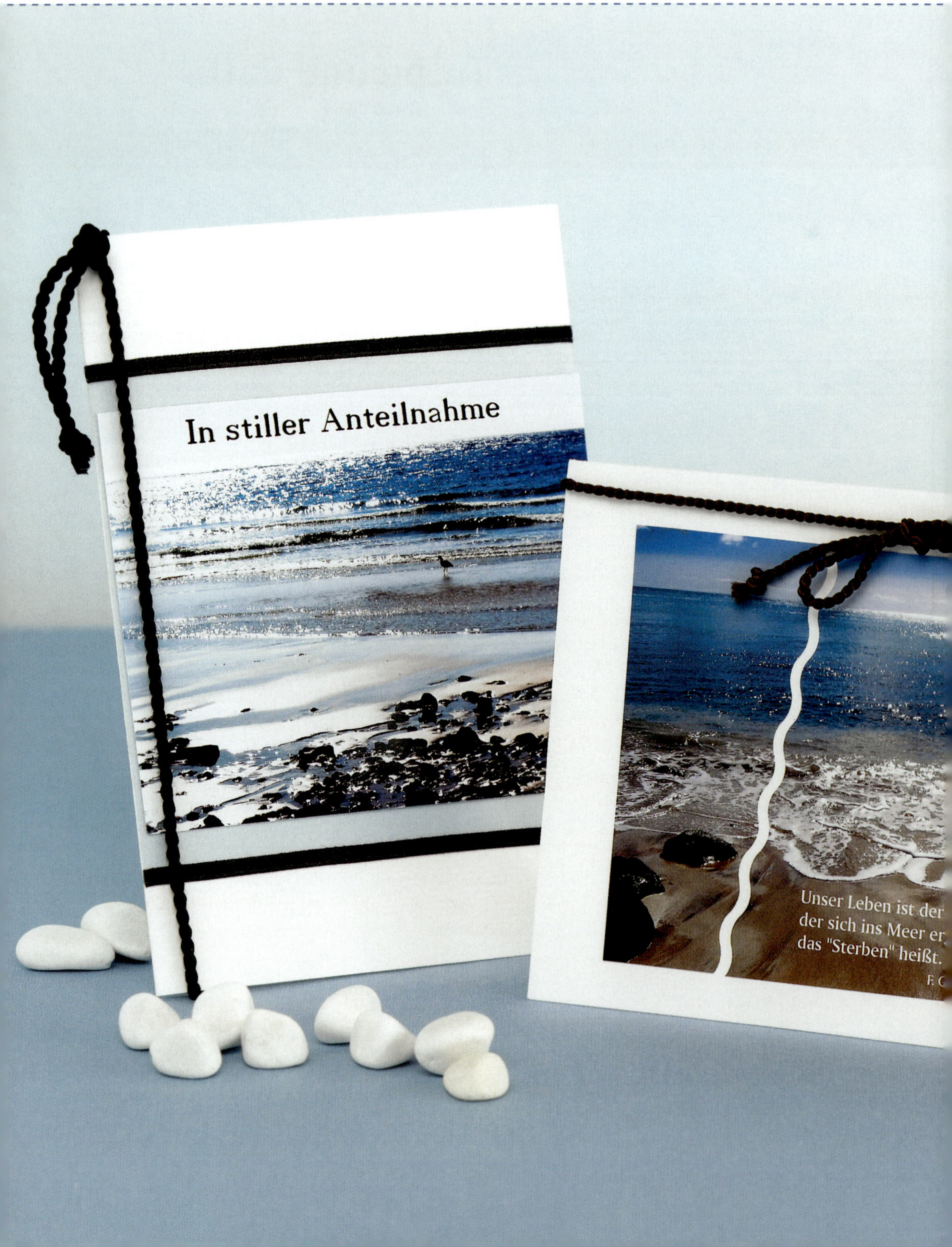
In stiller Anteilnahme
Unser Leben ist der
der sich ins Meer er
das "Sterben" heißt.

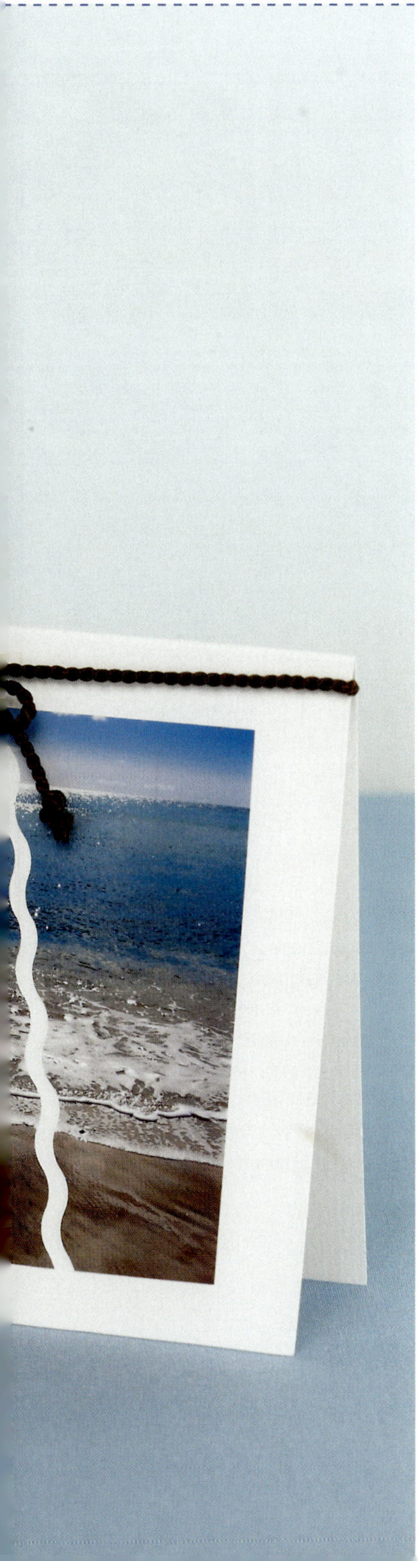

Weites Meer

unendliches Blau

MATERIAL

STILLE ANTEILNAHME

* Doppelkarte in Weiß, B6
* Transparentpapier in Hellblau, A4
* Foto-Glanzpapier, 10 cm x 15 cm
* Kordel in Schwarz, ø 3 mm, 50 cm lang
* Satinband in Schwarz, 3 mm breit, 2 x 12,5 cm lang

MIT WELLENSCHNITT

* Doppelkarte in Weiß, B6
* Foto-Glanzpapier, 10 cm x 15 cm
* Motivschere „Zierwelle"
* Kordel in Dunkelbraun, ø 2 mm, 55 cm lang

Stille Anteilnahme

1 Das Rechteck auf das blaue Transparentpapier drucken und ausschneiden. Das Foto auf Fotopapier drucken und zuschneiden. Dann beide Rechtecke mittig aufeinanderkleben und mit Glue-Roller auf der Karte anbringen. Kleben Sie die beiden Satinbänder als Abschlussrand oben und unten an. Falls sie überstehen, die Enden noch etwas abschneiden.

2 Zum Schluss wird die Kordel in die Karte eingelegt und vorne verknotet. Auch die Enden werden verknotet.

Mit Wellenschnitt

1 Das Foto mit den Schnittmarken auf dem weißen Rand auf Fotopapier ausdrucken. Die Schnittmarken mit dünnem Filzstift auf die Rückseite des Fotos übertragen und die Schnittlinien dort anzeichnen. Dann die weißen Ränder des Fotos abschneiden und das Foto entlang der aufgezeichneten Schnittlinien mit der Motivschere zerschneiden.

2 Die drei Teile auf die Karte kleben, dabei jeweils 3 mm Abstand lassen (der Abstand des ersten Teils zum linken Kartenrand beträgt 17 mm, evtl. vorher eine Hilfslinie anzeichnen). Zum Schluss die Kordel in die Karte einlegen und vorne mit einer Schleife schließen.

1 Zuerst die Schutzfolie auf der Vorderseite abziehen.

2 Rocailles großzügig aufstreuen.

3 Die Zwischenräume mit Flimmer füllen.

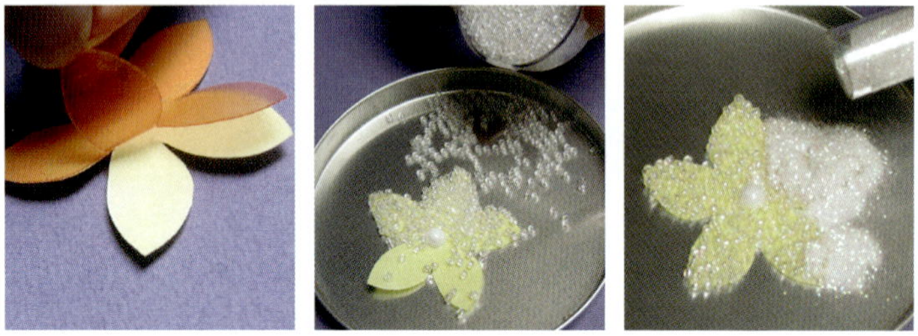

Dezentes Violett

kombiniert mit Weiß und Silber

Quadratische Karte

1 Die Vorlagen für die Doppelkarte und das lila Quadrat ausdrucken und ausschneiden. Das Textfeld und das kleine Quadrat auf silbernes Tonpapier drucken und ausschneiden, dann das silberne Quadrat mit der Motivschere auf das Maß 6 cm x 6 cm zuschneiden.

2 Falten Sie den Fotokarton zur Doppelkarte, dann können das lila Quadrat und der Text mit Glue-Roller aufgeklebt werden. Das Crinkle-Papier mit der Motivschere auf 7 cm x 7 cm zuschneiden und dann auf die Karte kleben, dabei das Satinband mittig darunterkleben. Die beiden Blüten ausstanzen, versetzt übereinander auf das silberne Papier kleben, dann das silberne Quadrat mit Abstandsklebepads aufkleben. Zum Schluss noch die Niete mittig aufsetzen.

Unser Tipp für Sie

Blüten Sie können für die beiden Blüten auch die Vorlage für die Glitzerblüte verwenden. Einfach ausdrucken, übertragen und ausschneiden. Die Niete kann auch durch eine passende Acryl-Halbperle ersetzt werden.

Glitzerblüte

1 Zuerst den Schriftzug auf die Karte drucken. Dann das Naturpapier in die gewünschte Form reißen und auf die Karte kleben. Die beiden Quadrate in Silber und Violett ausschneiden und darauf fixieren.

2 Nun wird die Glitzerblüte aus Tacky Tape®-Folie, einer sehr stark doppelseitig klebenden Folie, hergestellt. Dazu die Vorlage ausdrucken, eine Schablone herstellen, den Umriss auf die (gelbliche) Rückseite der Folie übertragen und ausschneiden. Die orangefarbene Schutzfolie von der Vorderseite abziehen und die Halbperle in der Mitte platzieren. Dann die Blüte z. B. über einem Teller o. Ä. dicht mit Perlen bestreuen, diese fest andrücken, evtl. noch einzelne Perlen ergänzen oder mit einer Pinzette umplatzieren, um vorhandene Lücken zu schließen, und dann den Flimmer aufstreuen. Jetzt können Sie die Schutzfolie auf der Rückseite vorsichtig abziehen und die Blüte auf die Karte kleben.

3 Abschließend die Kordel über das Organzaband legen, beide zusammen um die Karte legen und auf der Innenseite verknoten.

MATERIAL
QUADRATISCHE KARTE

* Fotokarton in Silber, 27 cm x 13,5 cm (für Doppelkarte)
* Karte in Violett, extraglatt, A4
* Crinkle-Naturpapier in Silber, ca. 8 cm x 8 cm
* Tonpapier in Silber, A4
* Spiegelkarton in Silber, ca. 5 cm x 5 cm (für Blüte)
* Niete in Silber, selbstklebend, ø 1 cm
* Satinband in Silber, 3 mm breit, 50 cm lang
* Motivstanzer „Blüte", ø 5 cm
* Motivschere „Relief"
* 5 Abstandsklebepads

GLITZERBLÜTE

* Doppelkarte in Weiß, B6
* Maulbeerpapier in Weiß, ca. 12 cm x 12 cm
* Spiegelkarton in Silber, 6,3 cm x 6,3 cm
* Tonkarton in Violett, 5,5 cm x 5,5 cm
* Tacky Tape®-Folie, ca. 5 cm x 5 cm
* Rocailles in Transparent gelüstert, ø 2 mm
* Flimmer in Perlmutt, extra fein
* Acryl-Halbperle in Weiß irisierend, ø 6 mm
* Organzaband in Violett, 1 cm breit, 40 cm lang
* Kordel in Violett, ø 2 mm, 40 cm lang

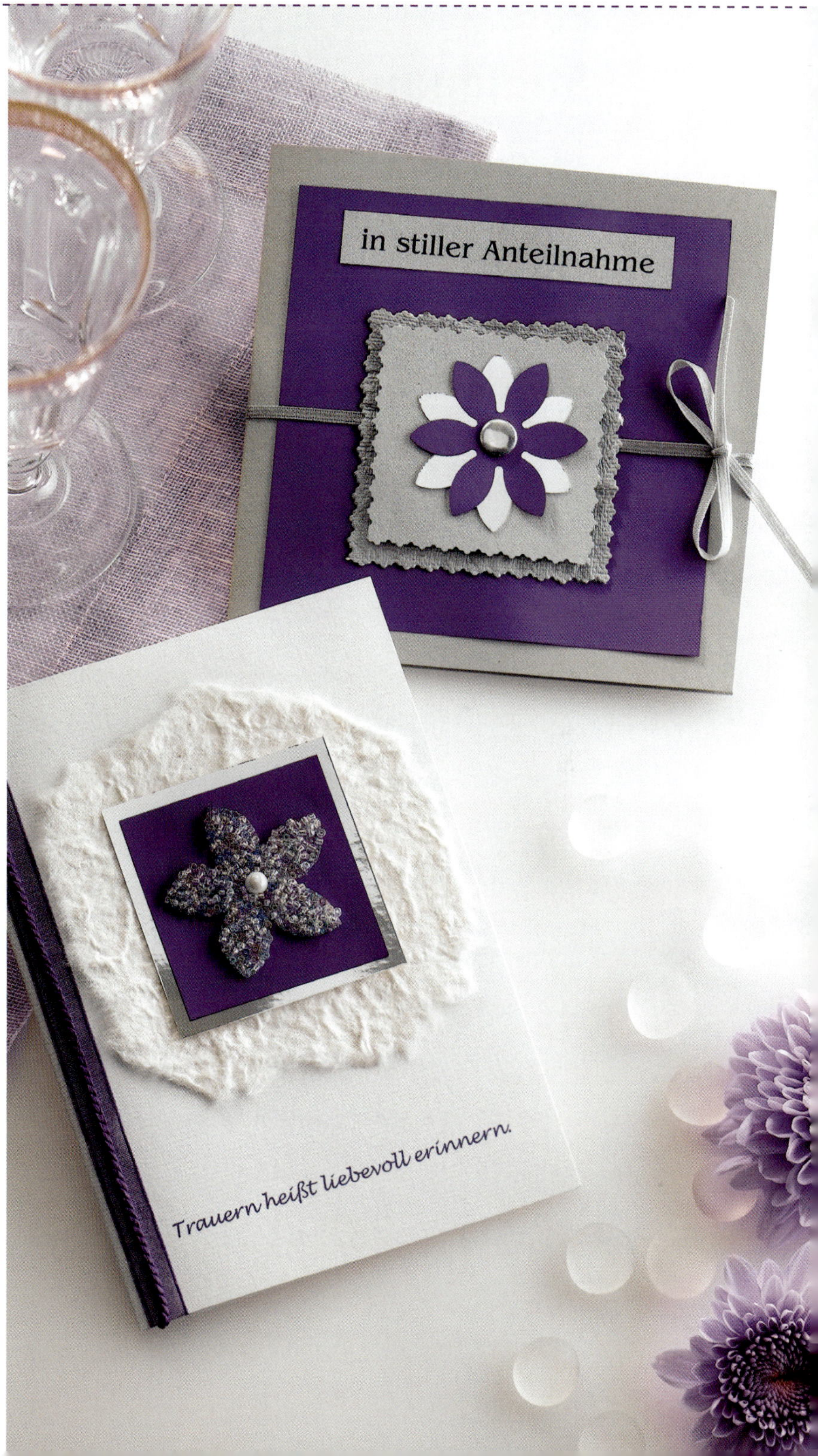

Stimmungsvolle Naturaufnahmen

natürlich schön

MATERIAL

SEEROSEN

* Doppelkarte in Weiß, B6
* Strohseide in Weiß, ca. 20 cm x 16 cm
* Foto-Glanzpapier, 10 cm x 15 cm

ALLEE

* Doppelkarte in Goldbraun metallic, B6
* Spiegelkarton in Gold, 13,5 cm x 9,2 cm
* Foto-Glanzpapier, 10 cm x 15 cm
* Satinband in Dunkelbraun, 1 cm breit, 55 cm lang
* 5 Abstandsklebepads

Seerosen

1 Das Foto mit dem Schriftzug auf Fotopapier ausdrucken und zuschneiden. Ein Rechteck von 16,5 cm x 11,5 cm auf der Rückseite der Strohseide anzeichnen, alle Kanten umfalzen, auf jede Kante ein Lineal anlegen und den Überstand abreißen. Falls dickere Fasern übrig bleiben, können diese abgeschnitten werden.

2 Nun müssen nur noch die Strohseide und das Foto mit Glue-Roller auf die Karte geklebt werden.

Allee

1 Das Foto mit Schriftzug auf Fotopapier ausdrucken und zurechtschneiden. Kleben Sie das Foto mit Glue-Roller auf das Rechteck aus Spiegelkarton.

2 Das Satinband am Falz um die Karte legen, eine Schleife binden. Den Spiegelkarton jetzt mit den Abstandsklebepads auf die Karte setzen.

Unser Tipp für Sie

Fotos Schauen Sie die CD-Inhalte einfach durch – Sie finden auf ihr viele weitere schöne Fotos. Diese können Sie dann auf farblich passende Karten kleben. Natürlich können Sie auch Fotos aus Ihrem eigenen Fundus verwenden.

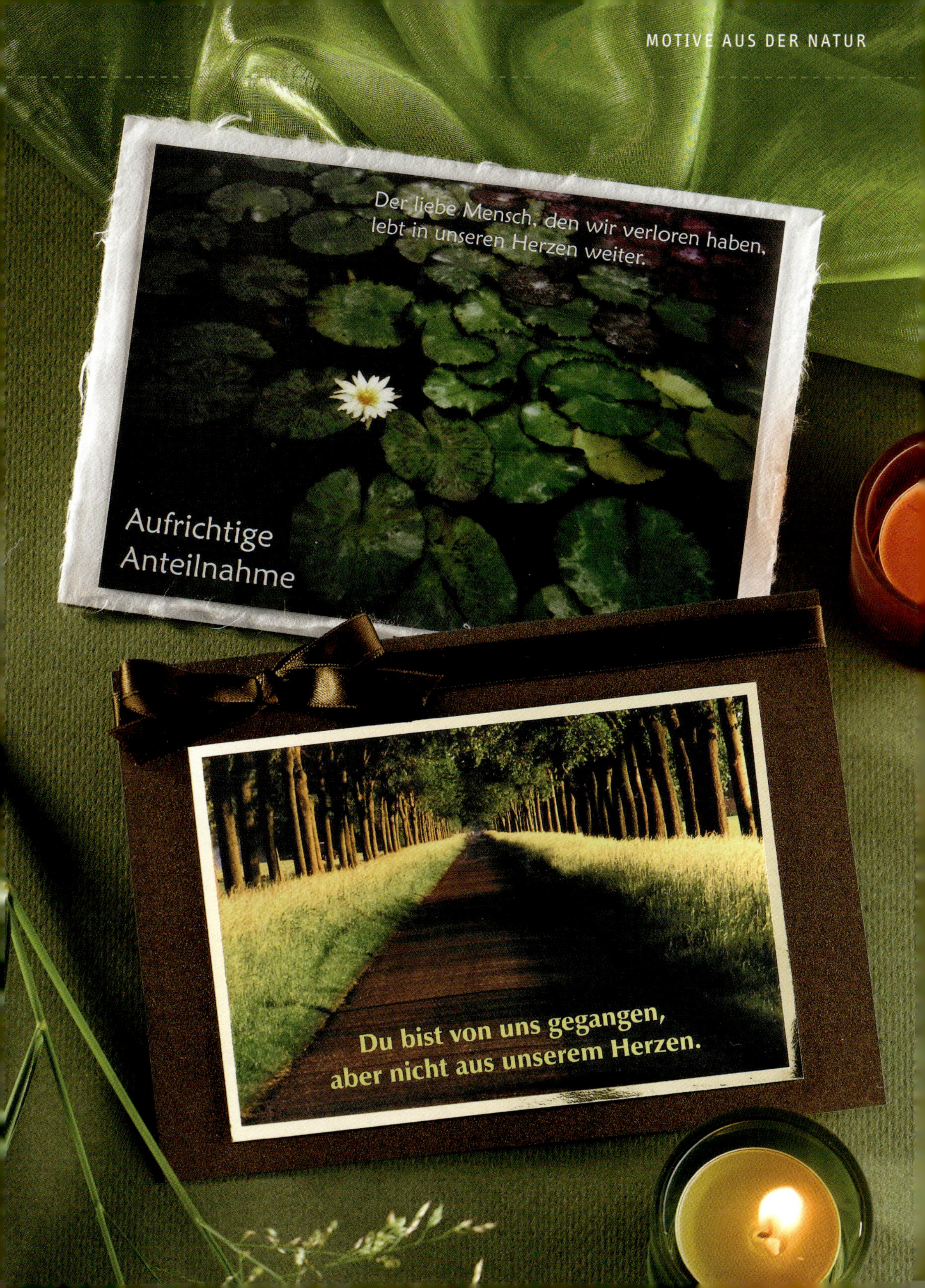
Der liebe Mensch, den wir verloren haben, lebt in unseren Herzen weiter.
Aufrichtige Anteilnahme
Du bist von uns gegangen, aber nicht aus unserem Herzen.

1 Den Stempel mittig aufsetzen.

2 Das Embossing-Pulver aufstreuen.

3 Beim Erhitzen wird das Pulver transparent.

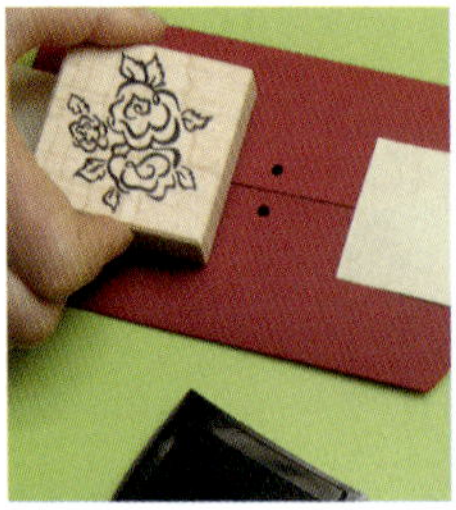

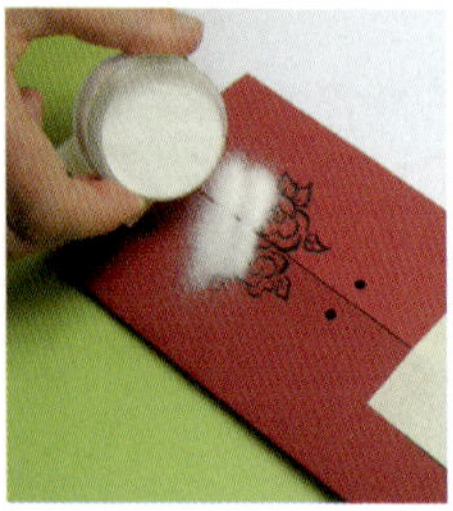

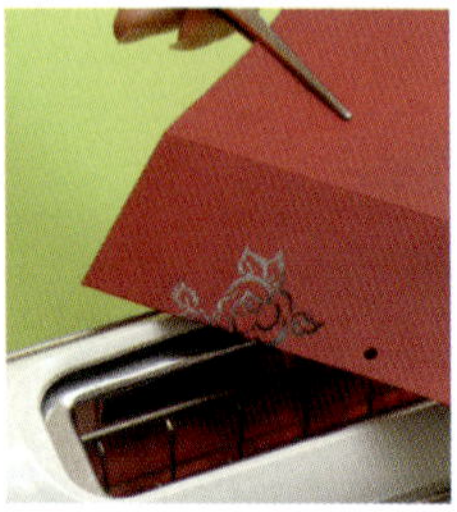

Rose in Schwarz

edel

MATERIAL

* Karte in Bordeaux, A4
* Tonkarton in Schwarz, A4
* Stempel „Rose“, 5 cm x 5,5 cm
* Embossing-Stempelkissen in Schwarz
* Embossing-Pulver in Transparent
* Spitzenband in Schwarz, 1,2 cm breit, ca. 22 cm lang
* Satinband in Schwarz, 3 mm breit, 25 cm lang
* Lochzange
* Haftnotizzettel

1 Den Umriss für die Klappkarte und das Textschild auf die bordeauxfarbene Karte drucken, beide Flügel mithilfe von Falzbein und Lineal an den Falzmarkierungen falzen, dann ausschneiden. Nun werden die beiden Löcher mit der Lochzange ausgestanzt.

2 Die Rose nach der Anleitung auf der Umschlagklappe auf der zusammengeklappten Außenkarte aufstempeln und embossen. Damit die Karte währenddessen nicht aufklappt, fixieren Sie sie mit Haftnotizzetteln. Den Stempel mittig auf die zusammengeklappte Karte aufsetzen, ca. 1 cm unterhalb der Löcher. Wer sichergehen möchte, fertigt zuerst einen Probe-Stempel auf einem anderen Papier an.

3 Danach kann das Spitzenband umlaufend am unteren Rand mit Glue-Roller angeklebt werden, die vorderen Ränder schneiden Sie dann bündig ab.

4 Das Satinband von innen durch die Löcher fädeln und mit einer Schleife verschließen. Den Umriss der Innenkarte auf schwarzen Tonkarton drucken und ausschneiden. Auf die Innenkarte kleben Sie oben das Textschild auf und schreiben Ihren persönlichen Text mit einem Gold- oder Silberstift, bevor Sie sie in die Klappkarte einschieben.

Unser Tipp für Sie

Stempel variieren Wandeln Sie diese Karte ab, indem Sie ein anderes Stempel-Motiv benutzen, z. B. ein Kreuz oder eine Efeuranke anstelle der Rose!

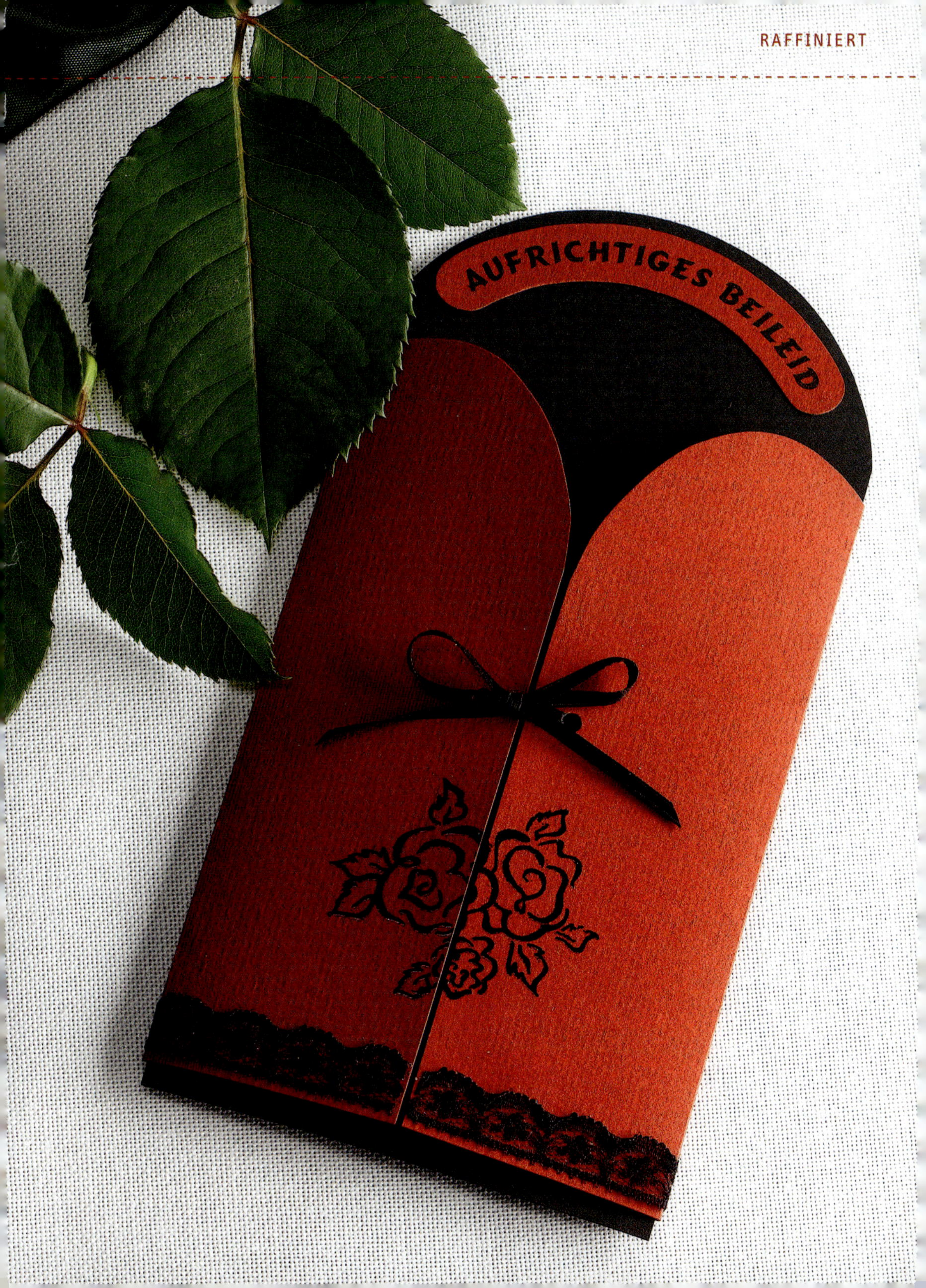
AUFRICHTIGES BEILEID

Bäume

in Kupfer

Karte mit zwei Bäumen

1 Den schwarzen Bastelkarton zur Doppelkarte falzen. Das Rechteck mit dem Schriftzug auf den kupferfarbenen Karton drucken, zuschneiden und mittig auf die Karte kleben.

2 Nun das schwarze Rechteck zuschneiden, den oberen und unteren Rand mit der Motivschere knapp beschneiden. Jetzt werden die Bäume ausgestanzt. Dazu das schwarze Rechteck bis zum Anschlag in den Motivstanzer schieben und so weit seitlich verschieben, dass der Papierrand bündig mit dem linken Motivstanzer-Rand liegt. Jetzt den linken Baum ausstanzen, dann das Papier nach links durchschieben, bis der rechte Papierrand bündig anliegt, und den zweiten Baum ausstanzen. Auf die Karte kleben.

3 Zum Schluss das Organzaband um die Karte legen und mit einer Schleife verschließen, dabei die Quaste mit einbinden.

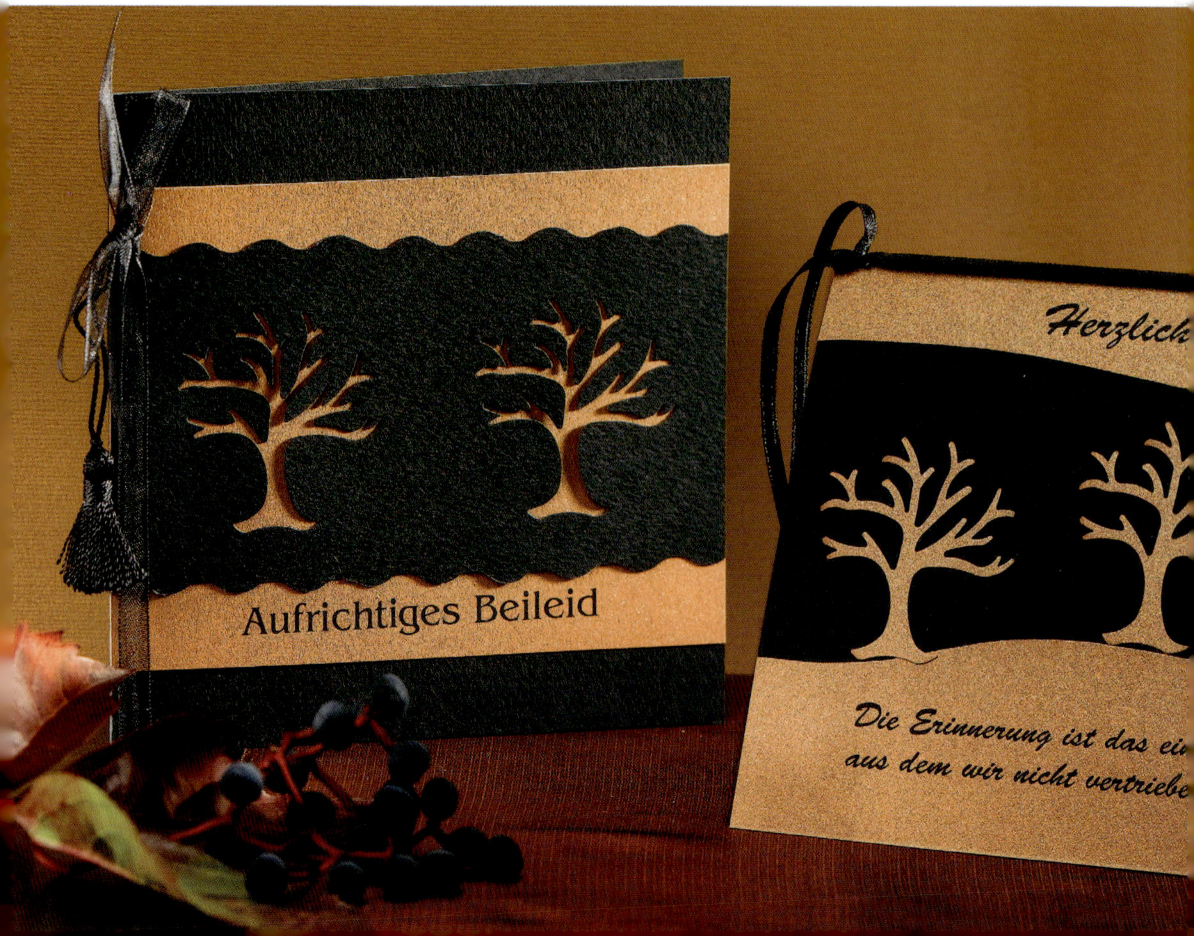

Karte mit drei Bäumen

Die beiden Streifen mit Texten auf den kupferfarbenen Karton drucken, ausschneiden und auf die Karte kleben. Die Bäume aus dem restlichen Karton ausstanzen und mit Glue-Roller aufkleben. Jetzt noch das Satinband um die Karte legen und mit einem Knoten verschließen.

Variante in Silber

Die Vorlagen auf die silber- und anthrazitfarbenen Papiere drucken, ausschneiden und auf die Karte kleben. Dann die Bäume und Blätter aus dem Glanzkarton ausstanzen und mit Glue-Roller fixieren. Das Organzaband um die Karte legen und mit einem Knoten verschließen.

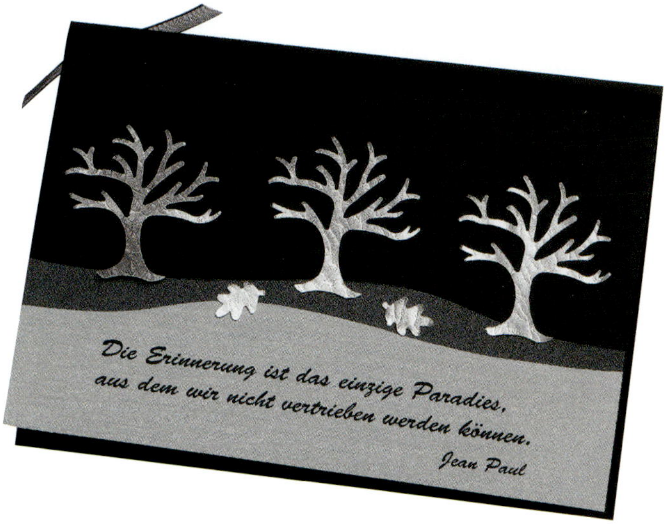

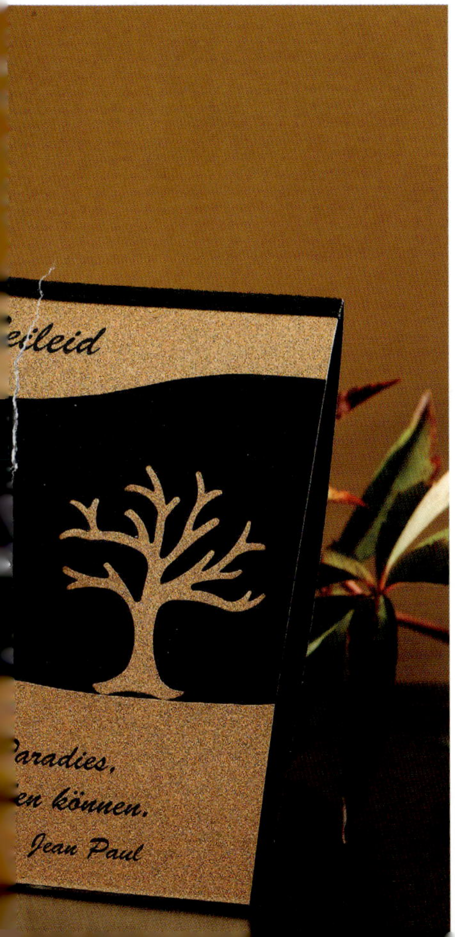

MATERIAL

KARTE MIT ZWEI BÄUMEN

* Bastelkarton in Schwarz, 27 cm x 13,5 cm (für Doppelkarte)
* Karton in Kupfer metallic, A4
* Bastelkarton in Schwarz (max. 220 g/m²), 13,5 cm x 8 cm
* Motivstanzer „Baum“, 5 cm hoch
* Motivschere „Welle“
* Organzaband in Schwarz, 6 mm breit, 50 cm lang
* Quaste in Schwarz, 2,5 cm lang

KARTE MIT DREI BÄUMEN

* Doppelkarte in Schwarz, B6
* Karton in Kupfer metallic, A4
* Motivstanzer „Baum“, 5 cm hoch
* Satinband in Schwarz, 3 mm breit, 50 cm lang

VARIANTE IN SILBER

* Doppelkarte in Schwarz, B6
* Tonpapier in Silber, A4
* Briefbogen in Anthrazit metallic, A4
* Glanzkartonrest in Silber strukturiert, nicht schwerer als 220 g/m²
* Motivstanzer „Baum“, 5 cm hoch
* Motivstanzer „Blatt“, 1,6 cm hoch
* Organzaband in Schwarz, 1,5 cm breit, 40 cm lang

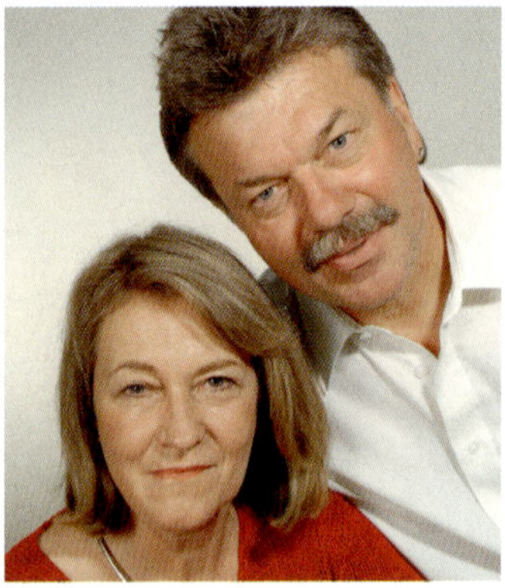

Heidrun Röhr ist Erzieherin. Sie war schon als Kind eine begeisterte Bastlerin und ist vor allem für die kreativen Anteile zuständig. **Hans Röhr** ist Lehrer, seine Beiträge kommen mehr aus den handwerklich-technischen Bereichen. Seit mehr als 15 Jahren veröffentlichen die beiden Bücher im frechverlag mit den Schwerpunkten festliche Tischdekorationen, Geldgeschenke und Gutscheine. Im vergangenen Jahr kamen Perlensterne und Kerzengießen dazu. Sie sind seit über 30 Jahren verheiratet, haben zwei erwachsene Söhne und inzwischen auch zwei Enkelkinder. Sie leben und arbeiten in der Nähe von Stuttgart.

DANKE!

Wir bedanken uns bei den Firmen Artoz (Lenzburg/Schweiz), efco (Rohrbach), Gütermann creativ-KnorrPrandell (Lichtenfels), Kreul (Hallerndorf) und Rayher (Laupheim) für die freundliche Bereitstellung von Materialien.

TOPP – Unsere Servicegarantie

WIR SIND FÜR SIE DA! Bei Fragen zu unserem umfangreichen Programm oder Anregungen freuen wir uns über Ihren Anruf oder Ihre Post. Loben Sie uns, aber scheuen Sie sich auch nicht, Ihre Kritik mitzuteilen – sie hilft uns, ständig besser zu werden.

Bei Fragen zu einzelnen Materialien oder Techniken wenden Sie sich bitte an unseren Kreativservice, Frau Erika Noll.
mail@kreativ-service.info
Telefon 0 50 52 / 91 18 58

Das Produktmanagement erreichen Sie unter:
pm@frechverlag.de
oder:
frechverlag
Produktmanagement
Turbinenstraße 7
70499 Stuttgart
Telefon 07 11 / 8 30 86 68

LERNEN SIE UNS BESSER KENNEN! Fragen Sie Ihren Hobbyfach- oder Buchhändler nach unserem kostenlosen Kreativmagazin Meine kreative Welt. Darin entdecken Sie vierteljährlich die neuesten Kreativtrends und interessantesten Buchneuheiten.

Oder besuchen Sie uns im Internet! Unter www.frechverlag.de können Sie sich über unser umfangreiches Buchprogramm informieren, unsere Autoren kennenlernen sowie aktuelle Highlights und neue Kreativtechniken entdecken, kurz – die ganze Welt der Kreativität.

Kreativ immer up to date sind Sie mit unserem monatlichen Newsletter mit den aktuellsten News aus dem frechverlag, Gratis-Bastelanleitungen und attraktiven Gewinnspielen.

IMPRESSUM

FOTOS: frechverlag GmbH, 70499 Stuttgart; lichtpunkt, Michael Ruder, Stuttgart; Hans H. Röhr (alle Arbeitsschrittfotos)
PRODUKTMANAGEMENT UND LEKTORAT: Claudia Mack
GESTALTUNG: Petra Theilfarth
DRUCK: frechdruck GmbH, 70499 Stuttgart

Auflage: 5. 4. 3. 2. 1.
Jahr: 2012 2011 2010 2009 2008 [Letzte Zahlen maßgebend]

ISBN 978-3-7724-3738-0 • Best.-Nr. 3738